Heike Ulrich

Zen Shiatsu

50 Übungen für Anfänger und Fortgeschrittene

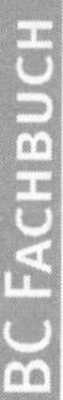

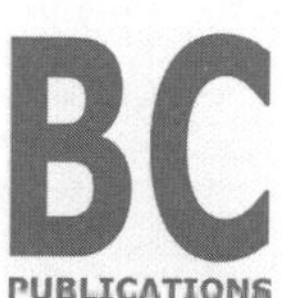

Bibliografische Informationen der Deutschen Nationalbibliothek
Die Deutsche Nationalbibliothek verzeichnet diese Publikation in der Deutschen Nationalbibliografie; detaillierte bibliografische Daten sind im Internet über http://dnb.ddb.de abrufbar.

Verlagsort: Postfach 12 53, 82141 Planegg

Heike Ulrich
Zen Shiatsu – 50 Übungen für Anfänger und Fortgeschrittene
ISBN 978-3-941717-66-4
3. Auflage 2022

Titelgestaltung: Martina Stolzmann
Titelfoto: Fotolia/Anna Subbotina
Autorenfoto: privat
Illustrationen: Hintergrundbilder; Meridian-Karten (S. 14/15) nach einer Vorlage von Subhuti Dharmananda, Institue for Tradional Medicine, Portland, Oregon, 2002; Montage (S. 105): Martina Stolzmann;
Kalligraphien (S. 16 – 29): Dokko-An Kokugyo Kuwahara, Leihgabe von Heike Ulrich
Fotos der Übungen S. 33 – 102: Thilo Fahrtmann, München; Fotomodelle: Helmut Kreil, Heike Ulrich
Fotos: S. 106: istock hardingphoto; S. 105: Fotolia/ag visuell
Gesamtgestaltung/Layout: Martina Stolzmann

Druck: Stückle Druck, Ettenheim

Warum Zen Shiatsu?

Shiatsu ist eine traditionelle japanische Behandlungsmethode, die sich weltweit wachsender Beliebtheit erfreut. Sie gründet auf wichtigen Grundgedanken der chinesischen Heilkunde, vereint mit denen des Zen Buddhismus. Die fernöstliche Medizin geht von der Existenz einer Lebensenergie im Menschen aus, welche in den Energiekanälen, den sogenannten Meridianen, fließt.

Nach diesem Modell rührt deshalb alles Unwohlsein von dem behinderten, blockierten Fluss der Lebensenergie her. Entsprechend soll der freie Fluss des Ki, wie die Lebensenergie auf Japanisch heißt, zu mehr Wohlsein und Vitalität führen. Diesen freien Fluss zu unterstützen, ist das Ziel im Shiatsu. Der Name „Shiatsu", auf Deutsch Fingerdruck, lässt sich von der Technik dieser Methode ableiten. Sie zeichnet sich durch ruhige fließende Bewegungen aus, die von den Heilkundigen ohne Mühe ausgeführt werden sollen.

Was ist nun Zen Shiatsu? Mit dem Begriff „Zen Shiatsu" ist der Shiatsu-Stil gemeint, der im Westen am meisten verbreitet ist und von Professor Shizuto Masunaga entwickelt worden ist. In seinem Heimatland Japan war Masunaga als Shiatsu-Therapeut und Professor der westlichen Psychologie tätig. Er hat für das Shiatsu eine eigenständige Theorie entwickelt, indem er die für Shiatsu nur teilweise anwendbare Theorie der Akupunktur mit der modernen Psychologie und Physiologie, mit seinen praktischen Erfahrungen aus langjährigen Shiatsu-Behandlungen und mit philosophischen Gedanken des Zen Buddhismus verband.

Es gibt heute zahlreiche Möglichkeiten, sich Shiatsu erstmals zu nähern. Zuschauen, sich davon erzählen lassen und lesen. Dieses Buch, verfasst von einer ausgewiesenen Praktikerin, hat es sich zur Aufgabe gemacht, Ihnen einen leicht verständlichen Einstieg in modernes Zen Shiatsu zu ermöglichen.

Burkhard P. Bierschenck
Herausgeber

Zen Shiatsu – Eine Einführung

Zen Shiatsu ist eine japanische Heilmassage, die ursprünglich aus der jahrtausendealten chinesischen Medizin stammt.

Im 6. Jahrhundert n. Chr. öffnete sich das Inselreich Japan nach China und Korea. Es entstanden rege Beziehungen, Kulturtechniken wurden importiert. Die Japaner, eine bis dahin schriftlose Kultur, machten sich die Kanji, die chinesischen Schriftzeichen, zu Eigen und konnten von nun an ihre Sprache auch schreiben. Eine für die Japaner neue Religion, der Buddhismus, hielt Einzug. Nach heftigen Konflikten wurde er Staatsreligion. In diesem Zusammenhang gelangten fortgeschrittene Errungenschaften der Chinesen, wie die chinesische Medizin, nach Japan und wurden in das dortige Leben aufgenommen.

So fanden die grundlegenden Körpertechniken zur Gesunderhaltung und Heilung der chinesischen Medizin, vor allem Massagen wie Anma und Do-In, in Japan Anklang, wurden in die japanische Gedankenwelt integriert und verfeinert bis zur größten Detailtreue der Form. Daraus entwickelten sich Massagetechniken, die vor allem in der Bäderkultur der Japaner praktiziert wurden. Hauptsächlich Blinde massierten in den Onsen, den heißen Quellen, die Gäste zum Genuss.

Anfang des 20. Jahrhunderts begründete ein Teil der Masseure eine neue Richtung der Massage, die deren medizinische Wirkung mehr in den Vordergrund stellte. Wieder zurückkehrend zu der ursprünglich heilenden Wirkung der Behandlung wurde 1925 der Begriff „Shiatsu" als offizieller Name für die Heilmassage in Japan geboren.

„Shi-atsu", Finger-Druck, beschreibt die Art und Weise der Anwendung: Mit natürlichem, entspanntem Druck auf den Körper des Behandelten wird mit Füßen, Knien, Ellbogen, Händen und Fingern behandelt. Kein Rollen, Schieben, Kneten oder Klopfen ist nötig. Der Druck kommt möglichst lotrecht zur Hautoberfläche auf die zu behandelnde Stelle. Je nach Ort, Zeitpunkt und Möglichkeit des Praktizierenden wechseln sich dabei Knie, Ellbogen, Unterarme, Handflächen und Finger (hier vor allem der Daumen) ab.

Doch wo geht es am Körper entlang? Ein Meridiansystem steht als theoretisch-praktisches Hilfsmittel für die Behandlung zur Verfügung. Meridiane sind energetische Gebilde, Leitbahnen. Sie folgen wie ein Flusssystem verschiedenen Richtungen im Körper, verzweigen und verästeln sich, bis letztlich jede Zelle von jedem Meridian versorgt werden kann. Ausgehend von den Meridianen der chinesischen Medizin verfügt das heutige Zen Shiatsu nach Masunaga über zwölf Hauptmeridiane. Die Lage und Behandlungsrichtung haben sich im Laufe der Jahre an die Individualität Japans und den Erfindergeist großer Pioniere in der Meridianarbeit angepasst. Es gibt unterschiedliche Ausprägungen des Shiatsu. Je nach Vorbildung, Ausbildung und Erfahrung des Shiatsu-Praktikers tritt die eine oder andere Richtung in der Behandlung mehr hervor.

Eine der Grundlagen für dieses Handbuch ist das Zen Shiatsu nach Prof. Dr. Shizuto Masunaga (1925-1981). Masunaga, ehemaliger Professor für Psychologie an der Universität Tokio und weltberühmter Shiatsu-Meister, hat grundlegende Arbeit für die Praxis und Weiterentwicklung des Shiatsu geleistet. Eines der wesentlichen von ihm überlieferten Werke ist eine Karte über den Verlauf der Meridiane am gesamten Körper des Menschen.

Die 12 Meridiane des Zen Shiatsu

Meridiane sind energetische Gebilde im menschlichen Körper. Sie durchziehen unseren Körper wie ein Flusssystem. Sie verästeln sich in Nebenflüssen und Bächen bis in jede einzelne Zelle. Meridiane sind auch Vorstellungswelten, Welten, die helfen, den Menschen und sich selbst näher kennen zu lernen, vielleicht in Teilen zu verstehen und sich bei tiefergehender Beschäftigung immer umfassender zu entdecken.

Um die Meridiane wahrzunehmen, brauchen wir nur unsere Sinne einzusetzen. Wer zufrieden ist, gerne seine Phantasie spielen lässt und Ungewohntem unvoreingenommen gegenübersteht, hat es dabei leichter.

Stellen Sie sich den Verlauf eines Meridians in einem Teil Ihres Körpers vor, und versuchen Sie intuitiv zu erfassen, wie es diesem Bereich geht. Spüren Sie einen ruhig fließenden Fluss, eine reißende Strömung oder ein austrocknendes Rinnsal?

Wohl und gesund kann sich ein Mensch dann fühlen, wenn alle Körpergebiete gut versorgt sind, es weder zu einer Überflutung noch zu einer Austrocknung kommt, oder der Körper mit extremeren Zuständen gut umgehen kann. Wie ein Wanderer, der gerne in die Wüste zieht: Hitze, Austrocknung und Kargheit gefallen ihm.

Die Meridiane tragen mit Ausnahme des Dreifacherwärmers (s. u.) die Namen der anatomisch-physiologischen Organe, mit denen sie in einer besonderen Beziehung stehen: Lunge, Gallenblase, Herz, Magen, Herz-Kreislauf, Dünndarm, Milz, Leber, Niere, Blase, Dickdarm. Der Name steht jeweils einerseits für das physisch vorhandene Organ, andererseits für psychische, geistige, seelische Ausdrucksweisen unseres Lebens.

Die zwölf Meridiane lassen sich den fünf Elementen Metall, Erde, Feuer, Wasser und Holz zuordnen. Hierbei nimmt das Element Feuer eine so zentrale Stellung ein, dass zwei Meridiane für ein grundlegendes Feuer (Herz, Dünndarm) und zwei Meridiane für ein ergänzendes Feuer (Herz-Kreislauf, Dreifacherwärmer) stehen.

Die fünf Elemente Holz, Feuer, Erde, Metall und Wasser sind eine der Möglichkeiten, unsere Urkraft und Kontinuität des Lebens in einem System darzustellen. Bewegt man sich innerhalb dieses Systems nach den entsprechenden Regeln, z. B. indem man entsprechende Übungen nachvollzieht, so kann man die Liebes- und Lebenskraft stärken.

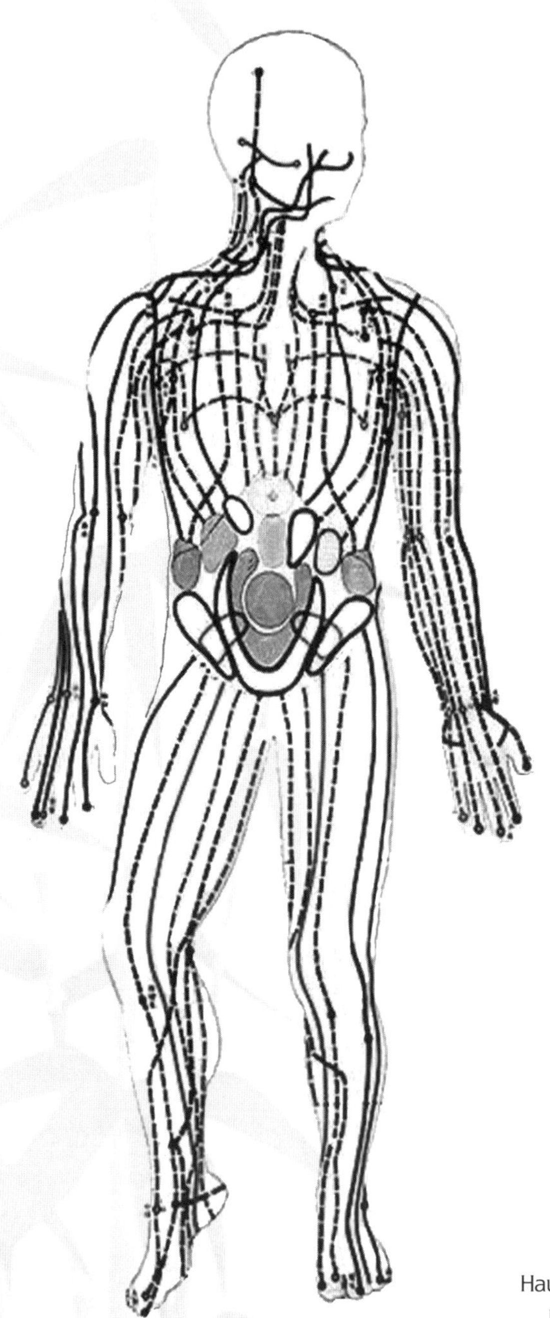

Hauptmeridiane
Körper vorne

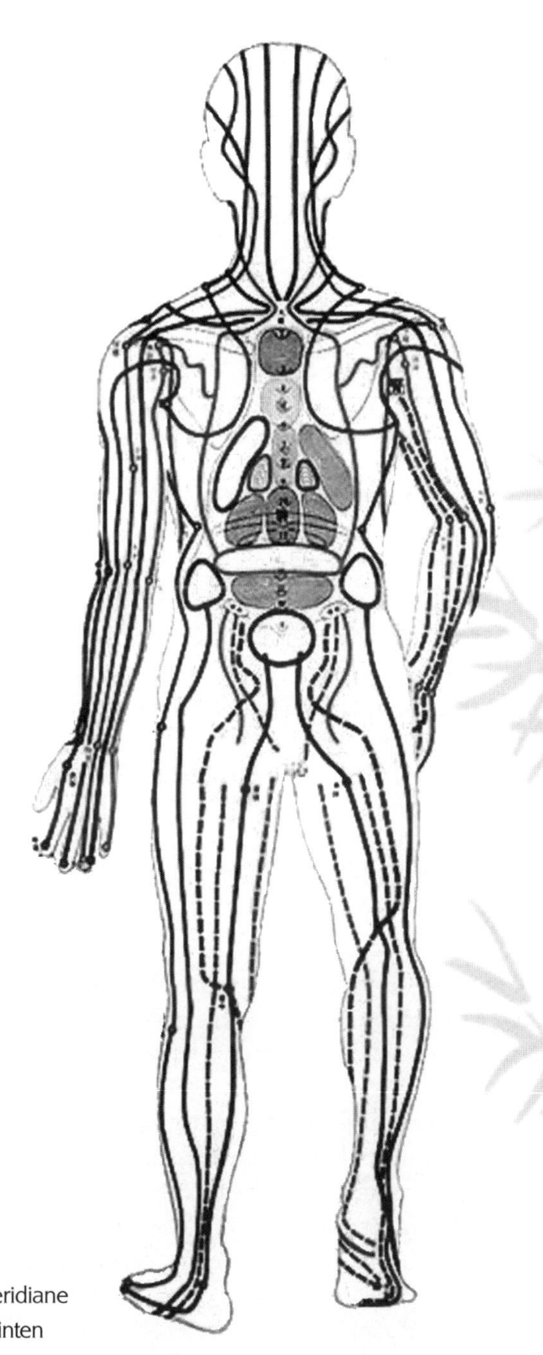

Hauptmeridiane
Körper hinten

Meridian	Qualität ☯	Element	
Lunge	Yin	Metall	金
Dickdarm	Yang		
Magen	Yang	Erde	土
Milz	Yin		
Herz	Yin	Feuer, grundlegendes	火
Dünndarm	Yang		
Blase	Yang	Wasser	水
Niere	Yin		
Herz-Kreislauf	Yin	Feuer, ergänzendes	火
Dreifacherwärmer	Yang		
Gallenblase	Yang	Holz	木
Leber	Yin		

Die Hauptmeridiane beginnen im Zen Shiatsu im Bauchraum (siehe auch Hara) und verzweigen sich über den Rumpf in Kopf und Extremitäten. Sie sind jeweils paarig gespiegelt an der Körpermitte; d. h., sie liegen rechts und links von der Körpermitte aus gesehen, oben und unten vom Hara aus gesehen.

Die Meridiane werden gemäß ihren Qualitäten zu Yin und Yang zugeordnet. Yin und Yang sind sich ergänzende Gegensätze. In jedem Yin liegt ein Yang, in jedem Yang ein Yin. Der Wechsel eines Tages von Sonne zu Mond, von Mond zu Sonne, hell und dunkel, warm und kalt sind verschiedene Sichtweisen von Yin und Yang. Sie gehören zusammen und sind doch getrennt.

In der folgenden Beschreibung der einzelnen Meridiane wird jeweils das Kanji für den japanischen Namen des Meridians abgebildet. Diese Zen-Bilder wurden von Dokko-An Kokugyo Kuwahara (*1944) zur Verfügung gestellt.

Nach einem Studium der Psychologie, Pädagogik und Zen-Buddhismus und einem mehrjährigen Tempelaufenthalt wurde Dokko-An Kokugyo Kuwahara Mönch und war vier Jahre als Zen-Lehrer im internationalen Zen-Dojo „Zen-Kenshujo" in Kanozan, Japan tätig. Seit 1984 lebt Kuwahara in Bayern und unterrichtet Zazen und Hitsuzendo (Pinsel-Zen-Weg).

Der Lungen-Meridian

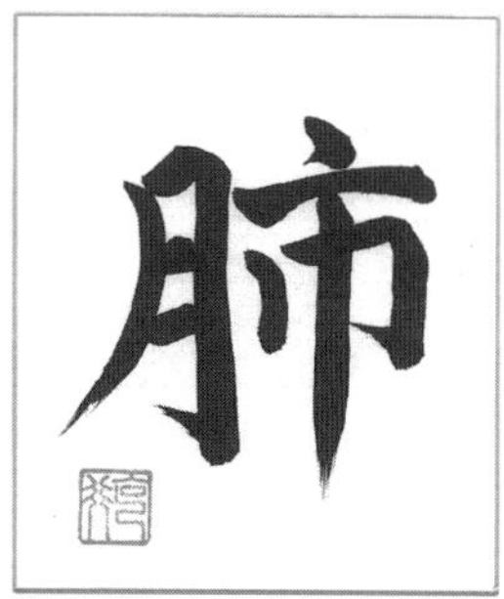

Einatmen, ausatmen. Das ist die grundlegende Bewegung unseres Lebens. Der Atem setzt unserem Leben Anfang und Ende. Er kann uns aber auch im Leben Auskunft darüber geben, wie wir uns gerade fühlen, selbst wenn wir das dazugehörige Gefühl in dem Moment vielleicht gar nicht bewusst wahrnehmen. Der Atem ist eine der Erscheinungsformen von Ki, von Lebenskraft. Über die Lunge nehmen wir Ki auf, nutzen es und geben es verbraucht wieder ab. Ein ständiger Austausch über Grenzen hinweg, im physischen wie im psychischen Sinne.

Vom Hara aus verläuft der Lungen-Meridian über die Außenkanten des Brustbeins zum Schlüsselbein hoch, spaltet sich dort in einen Zweig zum Zungengrund und einen Zweig, der über das Schlüsselbein zum vorderen Schultereck führt. Von hier aus geht es über die äußere Yin-Seite des Armes über Ellbogen und Handgelenk zum inneren Nagelfalz den Daumen hinunter.

Vom Bauchraum aus zieht der Lungen-Meridian im Körper zur Pobackenmitte, kommt wieder näher an die Oberfläche, liegt im weiteren Verlauf am äußeren Drittel der Beinrückseite und zieht so bis zur äußeren Fußunterkante. Nah beim kleinen Zeh kreuzt er den Fußballen, bis er an der Wurzel des großen Zehs endet.

Beobachten Sie Ihren Atem: Fließt er leicht, ruhig, rhythmisch? Hebt sich die Bauchdecke? Oder stagniert Ihr Atem, können Sie die Luft nicht ganz loslassen, nicht frei durchatmen? Dies könnte auf Depressionen, Einsamkeit oder Trauer hinweisen. Versuchen Sie einmal, in verschiedenen Situationen Ihrem Atem Aufmerksamkeit zu schenken. Wann halten Sie den Atem an? Wann können Sie loslassen, vielleicht wohltuend aufseufzen? Wann verschlägt es Ihnen den Atem? Beginnen Sie, sich Raum zum Atmen zu schaffen.

Die untere und seitliche Grenze der Lunge, das Zwerchfell, ein durchtrainierter Muskel, initiiert die Bewegung der Lunge und drückt mit jedem Einatmen die Organe des Bauchraums wie Magen, Milz, Gallenblase, Leber, Dickdarm, Dünndarm, Niere und Blase und auch das Herz etwas zusammen. Beim Ausatmen rutscht das Zwerchfell wieder in die gelöste, entspannte Form und lässt den Organen mehr Raum. Mit jedem Atemzug werden so die Organe des Bauchraums wie mit einer kleinen Massage vitalisiert. Alle Organe bleiben im besten Falle immer leicht in Bewegung. Das Blut und die Lymphe können gut durch die Atembewegung zirkulieren; Schlacken können besser Giftstoffe aufnehmen und über den Darm entsorgt werden.

Die Behandlung des Lungen-Meridians dient dazu, die vitale Flexibilität der Beziehungen zwischen den Organen zu unterstützen, aber auch das physische Organ selbst zu pflegen und zu stärken.

Übungsvorschlag:

- Bewusstes Atmen
- Maka Ho Lunge/Dickdarm
- Aktive, lebendige Füße
- Flügelschlag

Der Dickdarm-Meridian

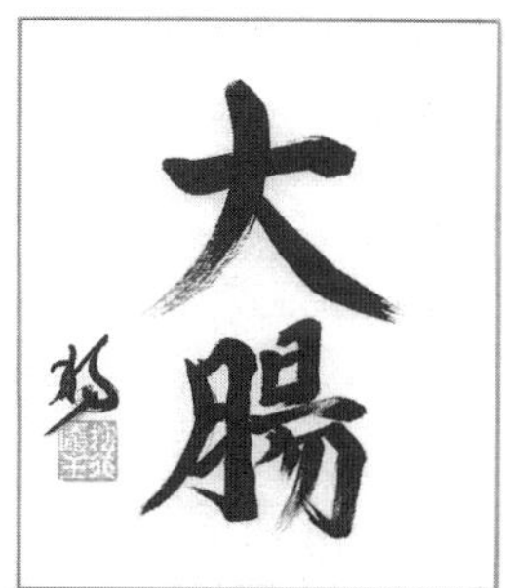

„Ich habe die Nase voll!“ Wir alle kennen Situationen, in denen uns zu viel Arbeit oder ein Überfluss an Information zu erdrücken scheint. Wir fühlen uns blockiert. Oft hängt dieses Gefühl mit einer gestörten Funktion des Dickdarms zusammen und zeigt sich beispielsweise in einem ausgeprägten Dauerschnupfen oder in Stuhlgangsstörungen.

Im physischen Sinne hat der Dickdarm die Aufgabe, wertvolle Flüssigkeit aus dem Restbrei der Nahrung und den Abfallstoffen des Körpers zu ziehen, die Masse durch Bewegung zu verdicken, dann bis an den Ausgang zu schieben und loszulassen.

Als Yang-Partner des Lungen-Meridians im Element Metall unterstützt der Dickdarm durch Loslassen das Aufnehmen von Ki über die Lunge. Beide Meridiane haben einen direkten Bezug zur Haut. Unreinheiten wie Akne oder Allergien können Schwierigkeiten mit der Abgabe von Giftstoffen aus dem Körper ausdrücken, aber auch geistig-seelische Komponenten wie das Überschreiten von Grenzen oder das Festhalten an ungesunden Aspekten in Beziehungen.

Vom Bauchraum aus führt der Dickdarm-Meridian an den Kanten der Rumpfvorderseite entlang zur Schultergelenksinnenseite. Hier verzweigt er sich einmal zum Kopf hin, einmal zu den Armen. Der Weg zum Kopf führt von oben am Schlüsselbein entlang den Hals zum Unterkiefer hinauf. Am Unterkiefer entlang zieht er zu den Mundwinkeln hoch und kreuzt über der Oberlippe zur anderen Nasenseite. Direkt neben dem Nasenloch endet er in der Nasolabialfalte. Dieser Endpunkt wird auch als „Willkommener Duft“ bezeichnet. Jetzt wissen Sie vielleicht auch, warum es einem anfangen kann zu „stinken“. Vielleicht liegt es daran, dass man ein Thema nicht loslassen kann. Sorgen Sie dann für frische Luft, einen Umgebungswechsel oder nehmen Sie häufiger den Weg zur Mülltonne auf sich.

Übungsvorschlag:

- Maka Ho Lunge/Dickdarm
- Handmassage
- Partnerübung: Bewegliche Füße

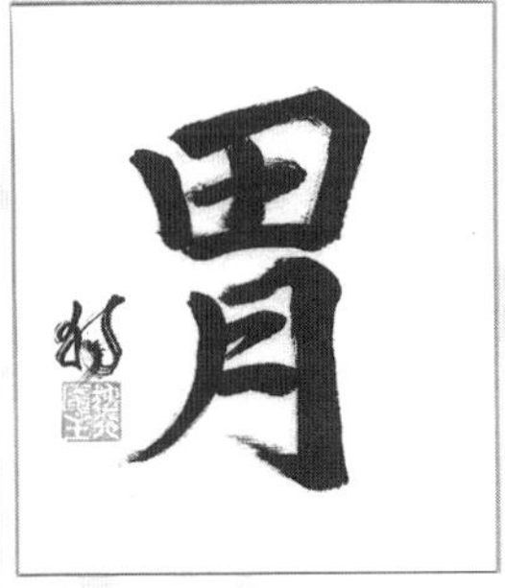

Der Magen-Meridian

Die Kraft des Magens ist es, etwas zu nehmen, zu ergreifen. Wer einmal richtig hungrig ist, fährt alle sonstigen Gedanken herunter und sucht nach der nächsten Nahrung, die er dann greifen, sich einverleiben und verdauen möchte. Die Kraft des Magens hängt also auch mit dem Wunsch nach Besitz zusammen. Ob es um Statussymbole wie ein teures Auto, schicke Kleidung oder das neueste Handy geht, oder um die Sehnsucht nach einem passenden Partner, die Hoffnung auf einen erfüllenden Beruf – wir alle streben ständig danach, uns Wünsche zu erfüllen, etwas zu besitzen, zu erreichen.

Der Verlauf des Magen-Meridians spiegelt den Wunsch nach Besitz wider. Der Magen-Meridian endet unter der Augenmitte (Ich sehe etwas.) und läuft an der Nase (Ich rieche es.) und am Mund (Ich schmecke es.) vorbei. Seitlich an der Speiseröhre (Ich schlucke es.) teilt sich der Magen-Meridian am Schlüsselbein. Ein Weg führt nun wie ein Collier einmal um den Hals herum zum siebten Halswirbel – dieser steht als letzter Wirbel des Halses meist ein wenig hervor – und dann über die Schultergräten an der Rückseite der Arme herunter (Ich greife es.). An der Vorderseite des Körpers zieht er etwas nach außen mittig über die Brustwarzen und läuft parallel zur Speiseröhre zum Bauchraum hinunter. In der Hüfte geht es nach außen, die äußeren Vorderkanten der Beine hinab zum zweiten Zeh. Der Verlauf des Magen-Meridians und seine Zugehörigkeit zum Element Erde als nährendes und aufnehmendes Element zeigen die Bedeutung, die der Nahrung zukommt.

Übungsvorschlag:

- Lächelnd die Mitte finden
- Maka Ho Magen/Milz
- Schattenboxen

Der Milz-Meridian

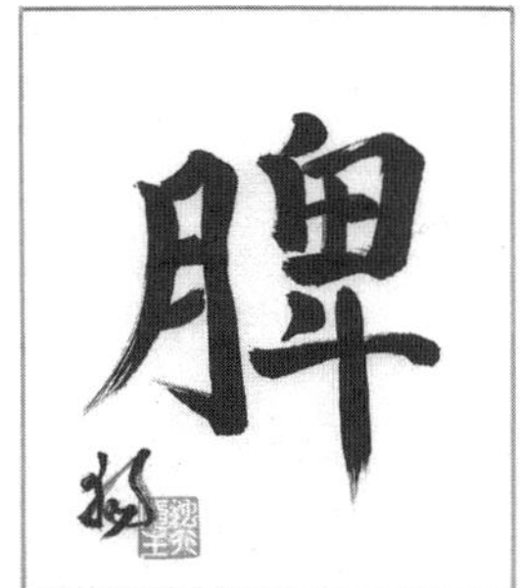

Die Milz ist ein wichtiger Bestandteil unseres Immunsystems. Auf der körperlichen Ebene braucht sie ein ganz feines Wissen darüber, welche Außenreize auf das Immunsystems benötigt und erwünscht und welche übermäßig sind. Diese werden dann mit Hilfe von Fresszellen, Antikörperteilchen usw. neutralisiert, integriert oder ausgeschieden. Die physiologische Hauptaufgabe der Milz ist es, die Lymphe, eine Körperflüssigkeit, die für die Abwehr von schädigenden Bakterien zuständig ist, zu bilden, zu säubern und zu speichern.

Der Milz-Meridian steht für das nährende, erdhafte Denken. Wie können wir etwas erreichen, etwas Nützliches tun, wie beispielsweise die Familie versorgen, für den Freund kochen? Wie halten wir unerwünschte Eindringlinge fern?

In allen Kulturen gibt es für viele Lebensbereiche Regeln und Vorschläge, die geeignet sind, das Leben zu organisieren und zu strukturieren. Die Gans zu Weihnachten oder das Lamm zu Ostern und andere Bräuche, wie z. B. Zeichen auf den Boden vor das Haus oder über die Tür zu malen, geben den Nähertretenden klare Auskunft, was sie erwarten können oder was ein Bedürfnis des Besitzers ist. Für die Bedeutung solcher Regeln steht der Milz-Meridian. Familienfeste und Rituale, wie beispielsweise ein Abendspaziergang, haben eine stärkende Wirkung.

Der Milz-Meridian verläuft vom Hara aus an der Vorderseite des Körpers parallel zum Magen-Meridian zum Hals hinauf und zieht dort geradlinig an die Schläfen hoch. Vom Bauchraum aus kommt er an den Innenkanten der Beine wieder hervor und führt knapp am Schienbein vorbei über die Fußinnenseite zum Nagelfalz des großen Zehs.

Übungsvorschlag:

- Bewusstes Atmen
- Lächelnd die Mitte finden
- Maka Ho Magen/Milz
- Rock'n'Roll Twister

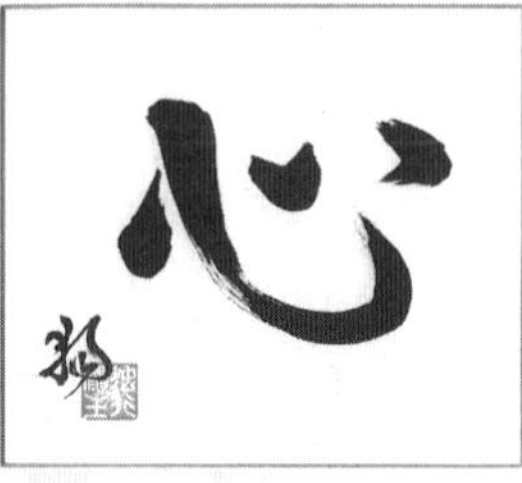

Der Herz-Meridian

Das Herz ist das Zentrum unseres Verstandes. Die Weite unseres Herzens beeinflusst die Offenheit, mit der wir Eindrücke, Informationen und Gefühle aufnehmen und weitergeben können, überhaupt in welcher Art wir denken, fühlen und uns äußern. Der Herz-Meridian wird von drei weiteren Meridianen in seiner Funktion unterstützt: dem Dünndarm-Meridian, der die Informationen, die auf uns zukommen, filtert, dem Herz-Kreislauf-Meridian, der für die ständige Anpassung unserer Gefühle zwischen Innenleben und Umwelt zuständig ist, und dem Dreifacherwärmer, der den Körper nach außen und innen vor Umwelteinflüssen schützt.

An der Körpervorderseite verläuft der Herz-Meridian vom Hara aus mittig hoch und öffnet sich wie ein Dekolleté; eine Richtung zieht zu den Achseln, hier hindurch, in die weichen Innenseiten der Arme hinab bis zum kleinen Finger. Ein Teil des Herz-Meridians liegt außerdem unter dem Zungengrund. In der anderen Richtung läuft er von der Brust neben dem Brustbein hinunter in die Tiefen der Bauchregion; von hier tritt er neben dem Damm an die Oberfläche der Innenseiten der Oberschenkel, verläuft entlang der hinteren Innenseiten der Beine bis zur Ferse und umrundet diese. Fersenschmerzen können auf Ungleichgewichte in der Herzenergie hinweisen.

Wenn unser Herz bewegt wird, kann das Auswirkungen auf die Sprache haben; es kann ihr einen weichen Klang geben, sie verwaschen wirken oder uns stottern lassen.

Alles, was Freude bereitet, wie lächeln, singen oder tanzen, stabilisiert, pflegt und öffnet das Herz.

Übungsvorschlag:

- Maka Ho Herz/Dünndarm
- Handgelenke rollen
- Geschmeidigkeit des Herzens
- Partnerübung: Spazieren tragen

Der Dünndarm-Meridian

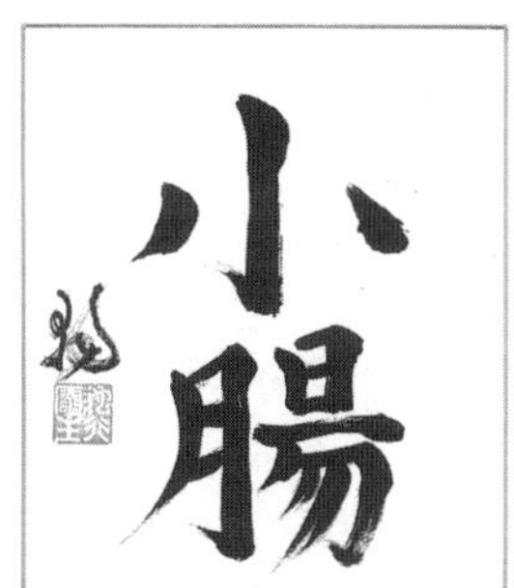

Stellen Sie sich vor, jemand spricht hebräisch mit Ihnen. Wie viel würden Sie verstehen? Womöglich haben Sie Hebräisch gelernt und verstehen es gut; vielleicht können Sie aber auch kein Hebräisch und verstehen trotzdem den Zusammenhang. Dann verknüpfen Sie das Gehörte bewusst und unbewusst mit Erinnerungen, bezogen auf die Lautstärke, Klangfarbe und Resonanz der Stimme. So funktioniert auch die Kraft des Dünndarm-Meridians. Der Dünndarm-Meridian steht für die Selektion und Freigabe von Information zur Integration und Weitergabe in den Körper, sei es materielle Information wie Nahrung oder seelisch-geistige Information.

Der Dünndarm-Meridian verläuft am Rücken parallel zur Wirbelsäule in der Nähe der Rückenaußenkanten. Ein Zweig geht zum siebten Halswirbel den Hals bis an die Kuhle vor das Ohr hinauf, von dort läuft er den Unterkiefer entlang. Der andere Zweig zieht an den unteren Außenkanten des Armes entlang zum kleinen Finger. Vom unteren Rücken wendet er sich über das Becken zu den Innenseiten der Beine und läuft hier bis zur Ferse hinunter.

In seelisch-körperlichen Extremsituationen, wie starker Lärmbelastung, Unfällen, aber auch im Zusammenhang mit Todesfällen, Scheidung, Vermögensverlust oder ständigem Stress, kann es zu einer Überlastung des Organismus kommen, die bis zu Ohrenrauschen oder Tinnitus führen kann.

„Ermen", das Ohrtor, ist ein Punkt für lokale Behandlungen. Er liegt direkt vor dem Ohr, in der Mitte der Hörmuschel. Drücken Sie den Punkt sanft; er kann die Verarbeitung eines Schocks unterstützen, weiterhin dient er zur Vorbeugung bei Tinnitus.

Übungsvorschlag:

- Maka Ho Herz/Dünndarm
- Schütteln
- Lippenbremse
- Können Sie zuhören?
- Partnerübung: Nackenkraulen

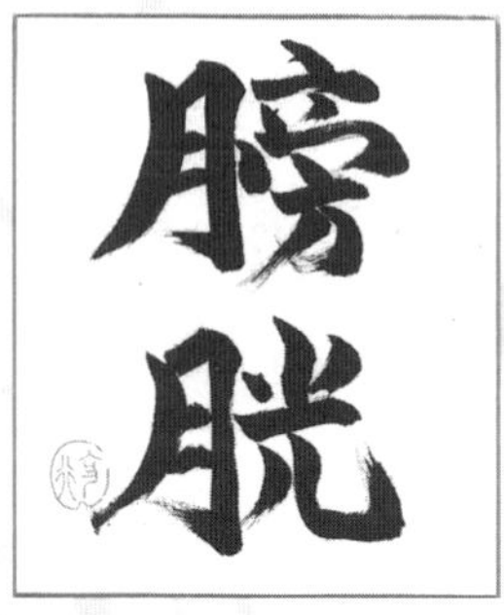

Der Blasen-Meridian

„Sich vor Angst in die Hose machen“ ist ein Ausdruck, der sich dem Blasen- und nachfolgenden Nieren-Meridian zuordnen lässt. Beide liegen im Element Wasser. Was liegt also näher als das Wasserlassen? Auf natürlichem Weg entsorgt unser Körper Flüssigkeit mit verschiedenen Abfallstoffen und Giften, zudem Hochwertiges, wovon unser Körper zu viel hat und das er loswerden möchte, um Platz zu schaffen.

Dies ist ein hochkomplexer und doch einfacher Prozess, in dem immer wieder aufgrund von körperlichen Faktoren entschieden wird, was für den Organismus für gewöhnlich und im Moment wertvoll ist. Mit einem gesunden Urvertrauen trifft der Körper gute Entscheidungen für die Verwertung und Sie können entspannt Wasser lassen.

Der Blasen-Meridian liegt auf der Rückseite unseres Körpers. Stellt man sich mit erhobenen Armen mit dem Rücken zur Sonne, wird er in beinahe voller Länge beschienen. Von den Daumen aus zieht er den Arm hinunter, verläuft über die Schulter zur Wirbelsäule, hier an den Seiten, wo alle Nervenstränge austreten, hinunter zum Kreuz- und Steißbein, weiter die mittige Rückseite der Beine hinab bis zum kleinen Zeh. Ein Strang am Kopf beginnt direkt neben den Augen – dort, wo große Denker gern ihre Hand hinlegen, um den Kopf zu unterstützen. Bestes Shiatsu! Von der Schläfe verläuft der Blasen-Meridian dann geradewegs über die Stirn zum Scheitel und jeweils knapp links und rechts davon den Hinterkopf hinunter, an der Halswirbelsäule anliegend.

Denken Sie daran, Ihrem Körper genügend Flüssigkeit zuzuführen. Möglichst Wasser, kein Alkohol und wenige sonstige Stimulanzien wie Limo oder Kaffee.

Übungsvorschlag:

- Maka Ho Blase/Nieren
- Schütteln
- Bewusstes Gehen
- Kieferentspannung
- Handmassage

Der Nieren-Meridian

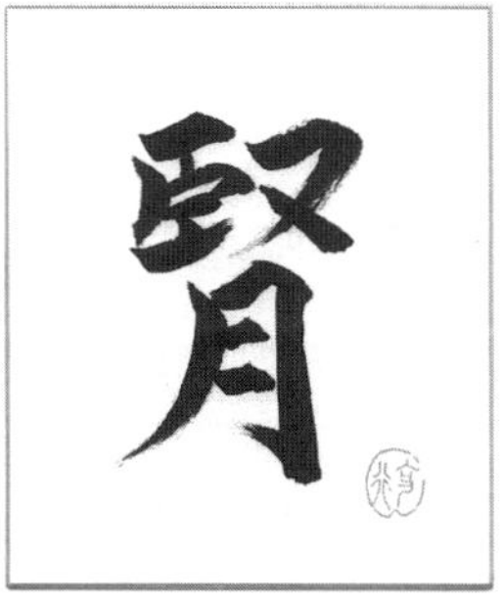

Die Niere, Sitz unserer ursprünglichen Energie, die uns zur Geburt von unseren Vorfahren mitgegeben wurde, dient dem Wasserhaushalt und der damit verbundenen Funktion der Entsorgung überflüssiger Stoffe und Gifte. Durch die Niere läuft ca. 60-mal pro Tag das gesamte Blutplasma und wird filtriert; harnpflichtige Substanzen werden dabei im Urin ausgeschieden.

Die Kontrolle des Wasserhaushaltes beeinflusst direkt die Blutversorgung und die Körperspannung. Sie ist eine wichtige Grundlage für die Bereitstellung von Energie für einen eventuellen Angriff oder eine Flucht vor Gefahr. Ein Gleichgewicht des Nieren-Meridians trägt zu einer ausgewogenen Sexualität, harmonischen Beziehungen zu den Mitmenschen und zu einem zufriedenen, angstfreien Geist bei.

Der Nieren-Meridian liegt am Rücken parallel zum Blasen-Meridian und zieht weiter die Beinrückseite bis zum kleinen Zeh entlang. Er befindet sich außerdem an der Armunterkante.

Übungsvorschlag:

- Maka Ho Blase/Nieren
- Sitzhöcker wandern
- Zeitung falten
- Honig schmelzen

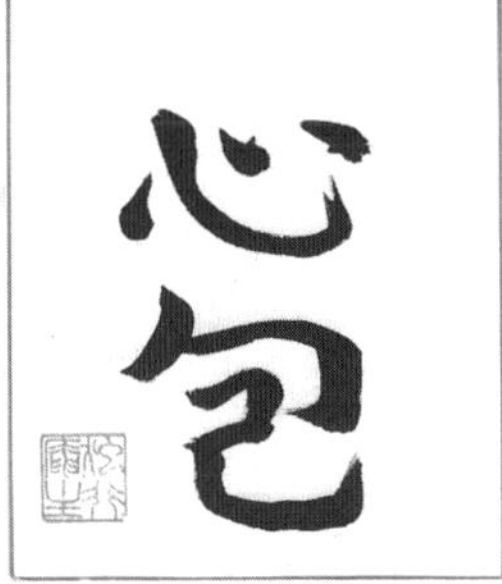

Der Herz-Kreislauf-Meridian

Der Herz-Kreislauf-Meridian und sein Yang-Partner, der Dreifacherwärmer, sind Beschützer des Herzens und sorgen für ein harmonisches Zusammenspiel der Umgebung mit unserem Inneren. Hierbei steht der Herz-Kreislauf-Meridian für die Gefühle uns selbst und anderen gegenüber: Was ziehe ich für die Abendveranstaltung an, falle ich auf, möchte ich auffallen, fühle ich mich wohl, passt das Kleid zur Situation? Das zarte Erröten, wenn der Traummann einen bemerkt – kurze Sekunden der Entscheidung und man flieht oder man öffnet sich.

Vom mittigen Hara ausgehend verläuft der Herz-Kreislauf-Meridian über das Brustbein zur Achsel und zieht dann den Innenarm entlang. Im unteren Körperbereich verläuft er vom mittigen Hara über die Beininnenseiten zur Fußsohlenmitte.

Bringen Sie frische Spannung in Ihr Leben: Bewegen Sie sich, entwickeln Sie neue Vorschläge für Beziehungen, ändern Sie Gewohnheiten.

Übungsvorschlag:

- Maka Ho Dreifacherwärmer/Herz-Kreislauf
- Belebte Arme
- Handgelenke rollen
- Geschmeidigkeit des Herzens
- Sattelfest

Der Dreifacherwärmer-Meridian

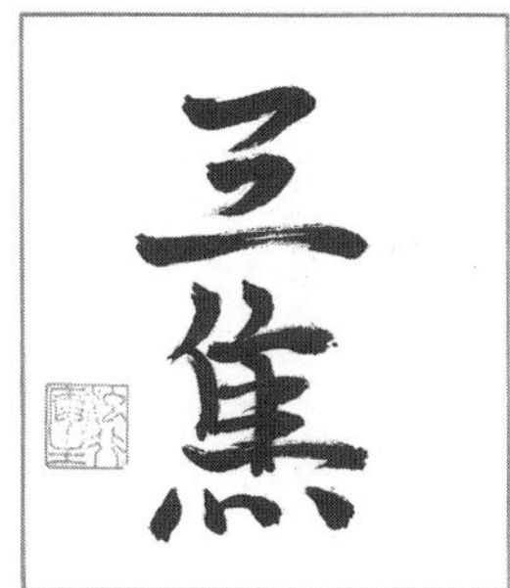

Dem Dreifacherwärmer-Meridian liegt kein eigenes physisches Organ zugrunde. Er wird in den oberen, mittleren und unteren Bereich des Oberkörpers eingeteilt und dient dem Schutz des Körpers nach außen und von außen nach innen. Die Zahl drei verweist auf die drei Stoffwechselzentren, das Herz, die Lunge und den Darm. Alle drei erhalten Zuspruch von außen in Form von seelischer, geistiger und physischer Nahrung bzw. Sauerstoff. Mit diesen „Brennstoffen" werden sie zu den zentralen Energiequellen des Körpers.

Von der Körpermitte aus verläuft der Dreifacherwärmer-Meridian an den rückseitigen Flanken hoch zu den Schultern. Ein Zweig führt über die äußere Armmitte zum inneren Nagelfalz des Ringfingers, der andere Zweig zieht vom Nacken über den Hals bis vor die Ohren und zu den Augenwinkeln hoch. Von der Körpermitte zieht er über die hintere Kante der Beine hinunter bis zum mittleren Zeh.

Viel unserer Gesundheit und der Funktionsfähigkeit der Brenner hängt von der Qualität, der Quantität und dem Zeitpunkt der Nahrungsaufnahme ab: „An apple a day keeps the doctor away." Auch Fisch enthält viel Selen und Omega-3-Fettsäuren, die beispielsweise helfen, auf natürliche Weise Gelenkentzündungen vorzubeugen. Sollten Sie also zu Schmerzen in den Hüften bei längerem Gehen neigen, versuchen Sie, zweimal die Woche mittags oder morgens Fisch zu essen.

Übungsvorschlag:

- Maka Ho Dreifacherwärmer/Herz-Kreislauf
- Sitzhöcker wandern
- Zeitung falten
- Honig schmelzen
- Partnerbehandlung: Nackenkraulen

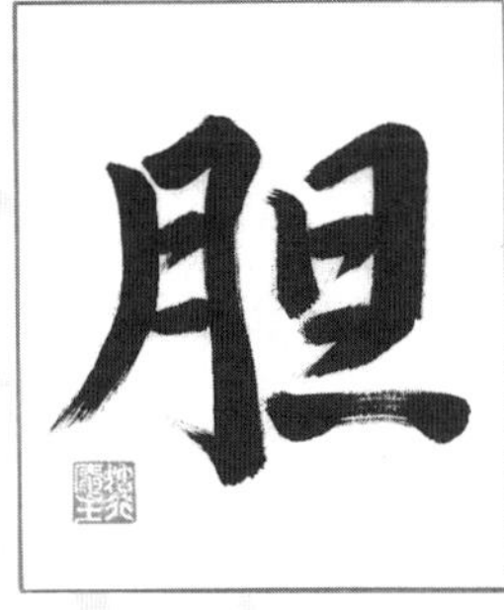

Der Gallenblasen-Meridian

Abends ohne Groll ins Bett und morgens lächelnd in den Tag hineinschauen, das tut der Galle gut. Der Gallenblasen-Meridian steht für die Entscheidungen, wohin wir unsere Aufmerksamkeit legen.

Der Gallenblasen-Meridian liegt an den Wendeseiten des Körpers. Vom Hara aus verläuft er an der äußeren Beinmitte bis in den Ringzeh. Zum Kopf hin liegt der Gallenblasen-Meridian mittig an den Flanken, umrundet das Schulterblatt innenseitig und zieht von der Schulter aus über der Schulterblattgräte den Hals rückseitig bis zur Augenbrauenmitte hoch und wieder zurück bis hinter das Ohr. Von dort zieht er über die Schläfe zum äußeren Augenwinkel und wieder hinter das Ohr.

Der Gallenblasen-Meridian gehört zum Element Holz; eine gute Entscheidungsfindung liegt in Richtung des Lichtes, das Holz zum Wachsen benötigt.

Übungsvorschlag:

- Lächelnd die Mitte finden
- Maka Ho Leber/Gallenblase
- Schütteln
- Nasentraining

Der Leber-Meridian

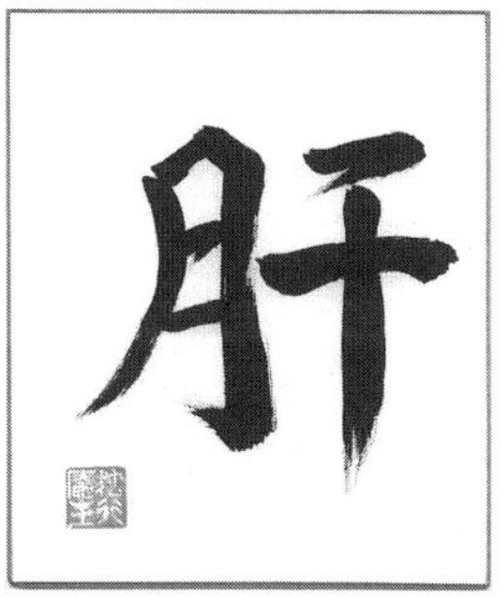

Aufbruch zu Neuem und Hoffnung, aber auch Stagnation, Stillstand und Ärger sind Eigenschaften, die dem Leber-Meridian zugeordnet werden. Dies wird deutlich, wenn wir uns mit der Leber als Organ beschäftigen. Glukose, ein wichtiger Energielieferant für jede Zelle unseres Körpers, wird aus den Nahrungsmitteln gewonnen und in der Leber gespeichert. Je nach Anforderung des Körpers werden die Glykogenvorräte kurz-, mittel- oder langfristig von der Leber als Glukose wieder über das Blut zum Auffüllen der Zelldepots bereit gestellt. Ungleichgewichte, wie zum Beispiel regelmäßiger Ärger aus der Umgebung, können dazu führen, dass wir vermehrt Süßes essen möchten, um kurzfristig die Leber nicht zusätzlich mit der Bereitstellung von Glukose zu belasten. Langfristig gesehen nützt das wenig und kann sogar zu Fettleibigkeit führen. Falls Sie sich für solche Momente wappnen möchten, essen Sie zeitverzögert zum Ärgeranfall und z. B. Trockenobst statt Zuckerriegel.

Der Leber-Meridian legt sich wie die Träger eines Rucksacks an den Oberkörper an, zieht über den Hals hinauf bis unter das Ohr. Vorher macht er einen kleinen Abstecher zur Speiseröhre. An den Beinen verläuft der Leber-Meridian in den Innenseiten. In Höhe der Schienbeine wendet er sich ein wenig nach vorne und endet an der Nagelinnenseite des großen Zehs.

Regelmäßige Bewegung, z. B. zwei Stunden Spazierengehen am Tag, ist für die Leber ein Genuss und trägt zum ganzheitlichen Wohlbefinden bei. Der Ausdruck und Glanz der Augen ist ein Zeichen der Leber.

Übungsvorschlag:

- Lächelnd die Mitte finden
- Maka Ho Leber/Gallenblase
- Schütteln
- Nasentraining
- Flügelschlag

Hara - Die Erdmitte des Menschen

Hara ist eine japanische Bezeichnung für Bauch, Herz. Das Hara liegt zwischen den unteren Rippen, dem Beckenboden und der Taille und stellt eines der Körperzentren dar. In diesem Bereich befinden sich mehr Nervenzellen und -verbindungen als in unserem Gehirn. Dies ist sicher ein Grund, warum das Hara auch als Bauchhirn bezeichnet wird. Schließlich treffen wir im Alltag immer wieder Entscheidungen „aus dem Bauch heraus".

Das Japanische kennt viele Redewendungen zum Hara: Hara ga suwatte iru = „jmd. ist der Bauch gesetzt", „jmd. sitzt der Bauch" steht im Gegensatz zu hara ga tatsu = „jmd. steht der Bauch auf", was so viel bedeutet wie aufbrausen, zornig werden.

„Der Japaner denkt beim ‚hara suwatte imasu' nicht nur an die mit ihm einhergehende Unbewegtheit des Herzens, die unumstößliche Gemütsruhe und breitspurige Gelöstheit, sondern auch an die damit gegebene Voraussetzung situationsgemäßer, schneller und zielsicherer Stoßkraft."[1]

Es gibt zahlreiche Übungen, die Körpermitte zu stärken und sie beweglicher zu machen. Ein „hara no aru hito", ein „Mensch mit Bauch", ist nicht unbedingt dick. Er hat einen trainierten Bauch, der ihm Stabilität und Gelassenheit bietet, sodass er auf die Umgebung eingehen und mit ihr umgehen kann.

Das Hara kräftigende Übungen sind im besonderen

- Bewusstes Atmen
- Lächelnd die Mitte finden
- Lebensatem
- Sitzhöcker wandern
- Geschmeidigkeit des Herzens
- Sattelfest

Auch die anderen Übungen und im Allgemeinen alles, was Ihnen Spaß macht und womit Sie sich und auch keinen anderen körperlich, geistig oder seelisch verletzen, tragen zu einem ausgeglichenen Hara bei.

[1] Karlfried Graf Dürckheim: Hara, die Erdmitte des Menschen. 11. Aufl. München: Otto Wilhelm Barth-Verlag, 1985, S. 49.

Übungsteil A: Selbstübungen

Bitte beachten Sie bei den Übungen Folgendes:

- Gönnen Sie sich am Anfang Zeit, Platz und Ruhe.
- Es ist günstig, für das regelmäßige Üben eine bestimmte Tageszeit zu wählen oder die Übungen in einen Rhythmus, z. B. nach dem Aufstehen einzugliedern.
- Beginnen Sie mit der Übungsreihe, die Sie am meisten anspricht.
- Wenn Sie aus gesundheitlichen Gründen Zweifel haben, ob Sie eine Übung ausführen können, so fragen Sie Ihren Arzt um Rat.
- Überschreiten Sie keine körperlichen Grenzen. Es geht nicht um „schneller, besser, weiter" durch Anstrengung. Versuchen Sie stattdessen, eine Übung mit 80 % Ihres Einsatzes auszuführen.
- Beugen Sie sich aus der Hüfte; der Rücken bleibt dabei entspannt und bewegt sich ohne Kraft.
- Gönnen Sie sich bei Entzündungen und akuten Erkrankungen Ruhe und sanfte Bewegung.
- Regelmäßige Wiederholungen sind gut; auch einmaliges Üben zeigt seine Wirkung.
- Lächeln Sie.

Für Zuhause

01 Bewusstes Atmen

Ziel: Zentrierung, Beruhigung, loslassen können, Vitalisierung des Bauchraumes, Verfeinerung des Atems

- Stellen Sie sich hüftbreit auf den Platz, den Sie für diese Übung gewählt haben.
- Beginnen Sie mit dem rechten Fuß. Schauen Sie mit Ihrem inneren Auge die rechte Fußseite an: Wie liegen die Zehen auf? Welchen Fußabdruck würde Ihr Fuß im Sand hinterlassen?
- Kann das Knie locker und leicht in Kleinstbewegungen schwingen?
- Wiederholen Sie alles mit dem linken Fuß.
- Bewegen Sie die Hüfte so, dass Ihre Knie über den Knöcheln liegen und die Hüfte sich gut gestützt auf den Oberschenkel aufrichten kann.
- Lassen Sie den Po etwas absinken, als ob der untere Rücken besser durchatmet.
- Nun legen Sie die Hände in einer Dreiecksform auf den unteren Bauch.
- Lassen Sie die Schultern locker.
- Atmen Sie ruhig aus dem Unterbauch aus. Der Einatem kommt von selbst.
- Spüren Sie die Bewegung der Bauchdecke.
- Nach ca. zehn Atemzügen können Sie die Hände zu den Seiten herabsinken lassen und zur nächsten Übung übergehen.

01

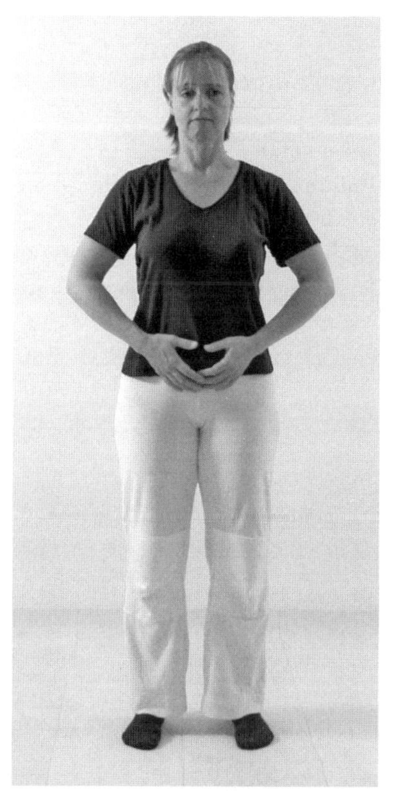

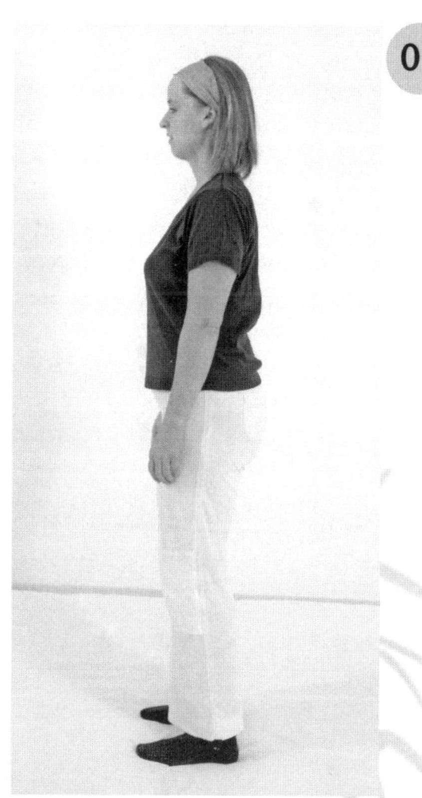

02 Lächelnd die Mitte finden

Ziel: die Mitte stärken, zu sich finden, den Körper harmonisieren und vitalisieren

- Stellen Sie sich hüftbreit an einen geeigneten Platz.
- Nehmen Sie zunächst Ihre rechte Fußunterseite wahr, wechseln Sie dann zu Ihrer linken Fußunterseite.
- Beginnen Sie sanft aus Ihrem Bauch, bzw. aus dem Hara heraus, zu wippen. Dabei schwingen Sie von den Fußspitzen zur Ferse und wieder zurück.
- Lassen Sie die Bewegung wie ein Pendel nach 10-20 Wiederholungen ausschwingen.

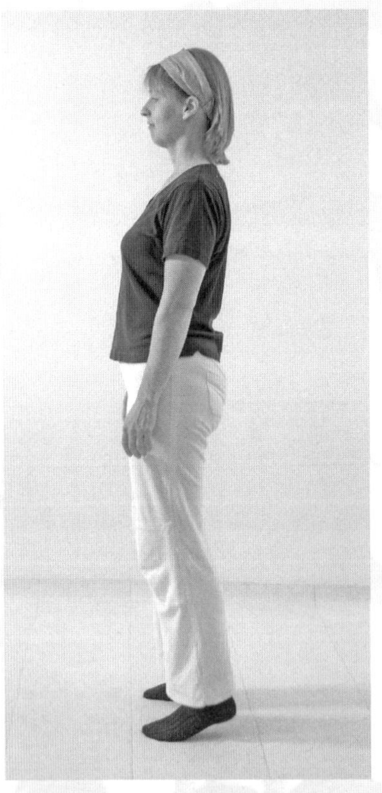

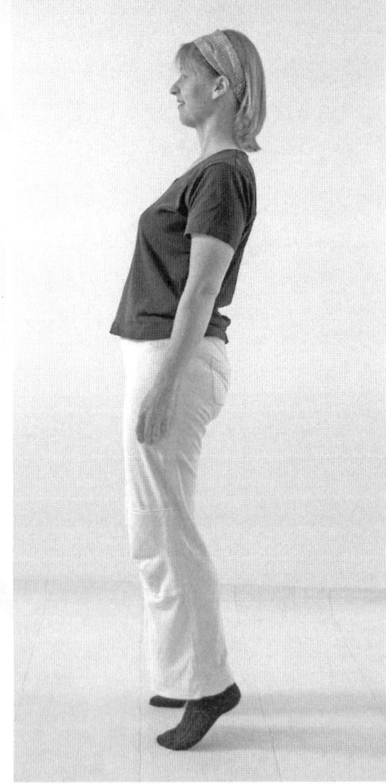

Lebensatem

03

Ziel: sanftes Dehnen aller Meridiane, Ausgleichen des Ki-Flusses

- Stellen Sie sich hüftbreit an einen geeigneten Platz.
- Nehmen Sie den Fluss Ihres Atems wahr.
- Legen Sie Ihre Hände auf den Po.
- Mit dem Einatem beugen Sie sich leicht nach hinten und stützen sich dabei mit den Händen am Po ab. Der Blick wandert in den Himmel, der Brustkorb kann sich öffnen.
- Beim Ausatmen wandern die Hände an den Beinrückseiten nach unten. Sie beugen sich aus der Hüfte heraus nach vorne, bis Sie den tiefsten Punkt erreicht haben. Nun lassen Sie den Kopf sanft hängen und ziehen sich mit den Händen näher an die Beine.
- Mit dem Einatem gehen Sie leicht in die Knie und kommen langsam nach oben, beugen sich nach hinten, schauen in den Himmel. Die Hände rutschen dabei zum Po.
- Wiederholen Sie diese Übung im Rhythmus Ihres Atems ca. 12x.
- Lassen Sie die Hände zum Abschluss seitlich herabgleiten. Nehmen Sie Ihren Atem wahr.

Lassen Sie die Bewegung des Körpers durch Ihren Atem führen.

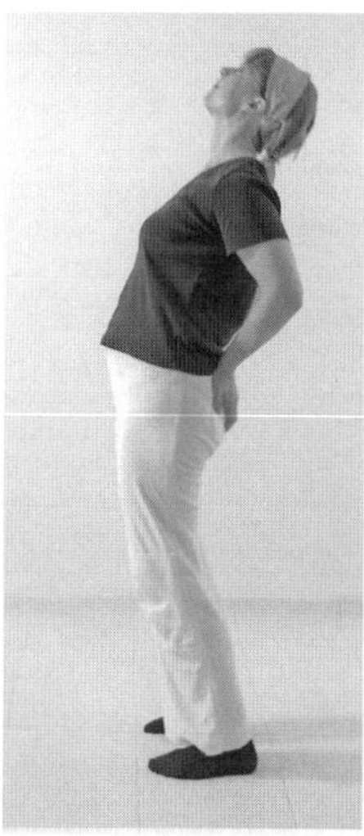
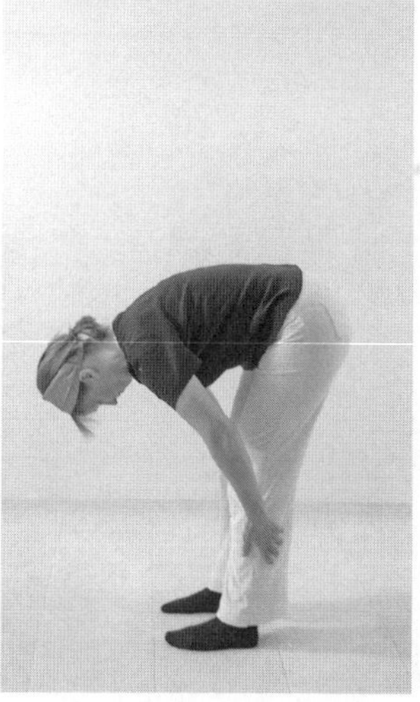
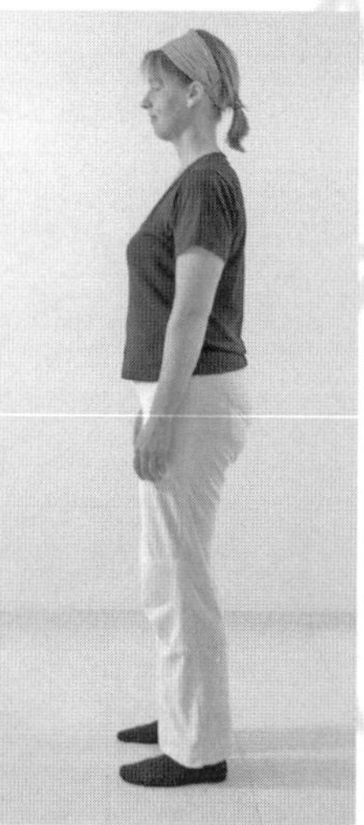

Maka Ho Übungen

Die folgenden sechs Übungen sind eine in sich geschlossene Übungsserie zur Dehnung und Vitalisierung aller Zen Shiatsu Meridiane. Gerne können Sie einzelne Übungen davon in einer selbst erdachten Übungsserie nutzen.

04 Lunge/Dickdarm-Übung (Maka Ho Lu/Di)

- Stellen Sie sich hüftbreit an einen geeigneten Platz.
- Die Daumen beider Hände verhaken Sie hinter dem Rücken.
- Die Hände ziehen zum Boden. Dehnen Sie dann die Handflächen zum Himmel. Atmen Sie 3x aus.
- Beugen Sie sich aus der Hüfte nach vorn und lassen Sie den Kopf sanft hängen.
- Atmen Sie 4x tief aus dem Unterbauch aus; die Handflächen zeigen weiterhin zum Himmel.
- Gehen Sie leicht in die Knie und richten sich mit der Kraft aus den Füßen heraus zum Stand auf.
- Lassen Sie die Daumen los. Die Arme sinken an die Seiten.
- Verhaken Sie nun die Daumen anders herum hinter den Rücken; d. h., der Daumen, der vorher vorne war ist nun hinten. Wiederholen Sie die Übung.

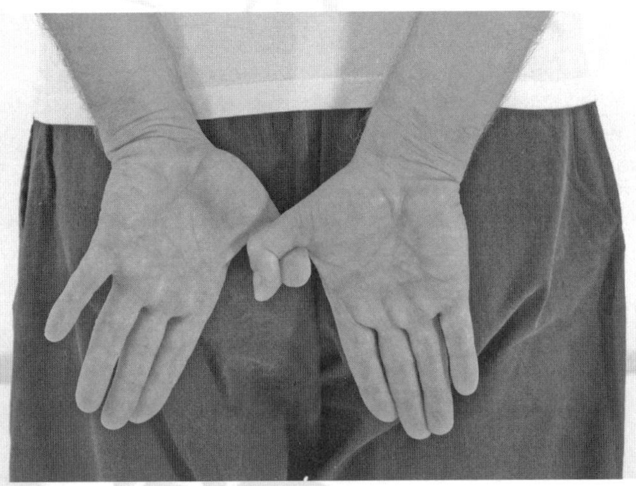

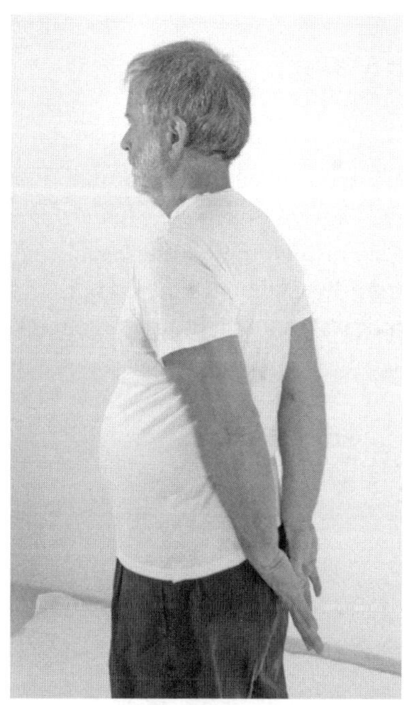

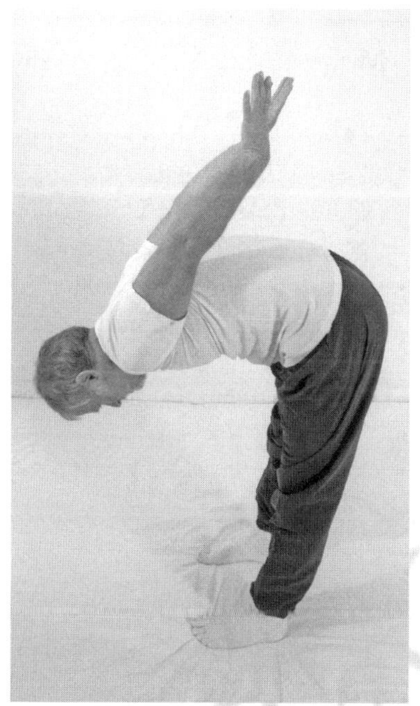

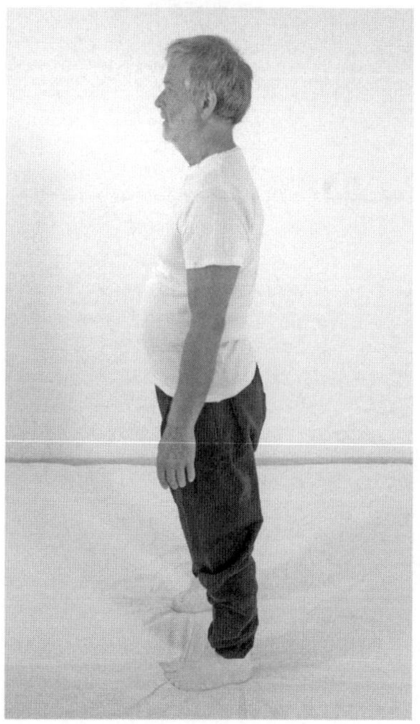

05 Magen/Milz-Übung (Maka Ho Ma/Mi)

- Gehen Sie in die Seiza-Haltung.
- Das heißt, Sie setzen sich auf Ihre Unterschenkel auf den Boden. Für Damen bleibt ein Handballen breit Luft zwischen den Knien. Bei Männern darf es auch weiter sein. Siehe auch die Übung Seiza.
- Legen Sie die Handflächen hinter den Rücken auf den Boden. Die Arme sind senkrecht, der Oberkörper ist leicht nach hinten geneigt.
- Drücken Sie die Hüfte nach vorne oben, sodass Ihr Körper einen Bogen machen kann.
- Verweilen Sie vier Atemzüge lang in dieser Position.
- Kommen Sie zurück in die Seiza-Haltung.

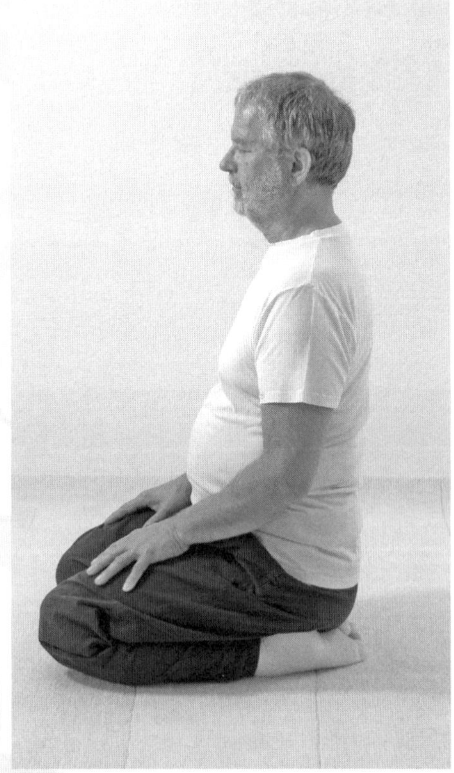

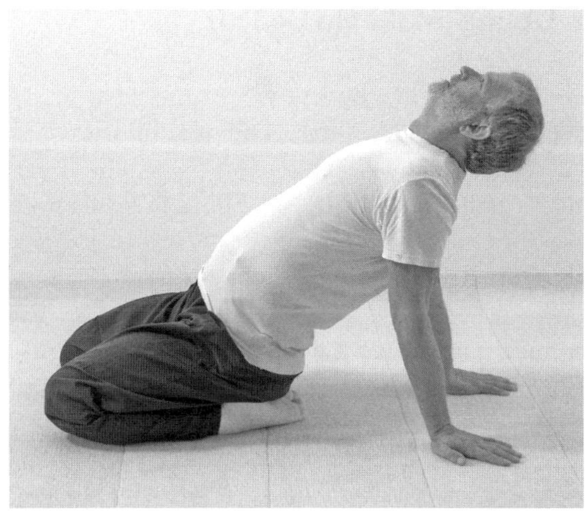

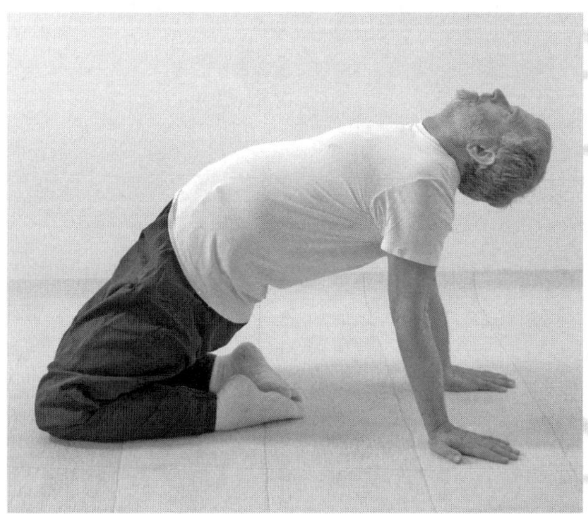

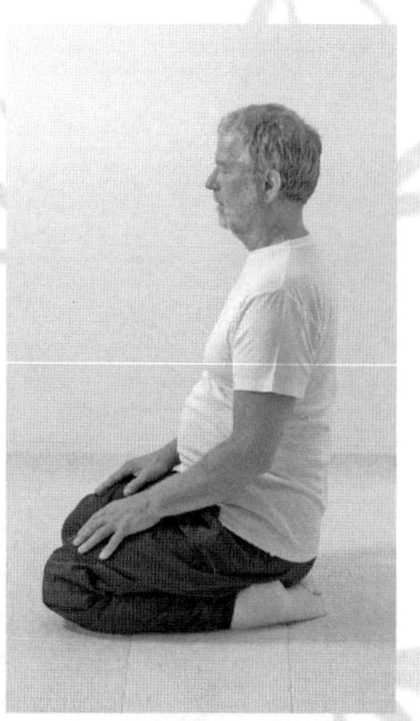

06 Herz/Dünndarm-Übung (Maka Ho He/Dü)

- Setzen Sie sich mit dem Po auf den Boden.
- Beide Fußflächen berühren sich, die Fersen sind nah am After.
- Umfassen Sie mit den Händen die Zehen.
- Beugen Sie sich aus der Hüfte nach vorne, die Ellbogen gehen nach außen.
- Lassen Sie die Halsspannung los, der Kopf sinkt etwas.
- Atmen Sie 4x tief aus.
- Lösen Sie die Spannung und richten Sie sich aus der Hüfte heraus wieder auf.

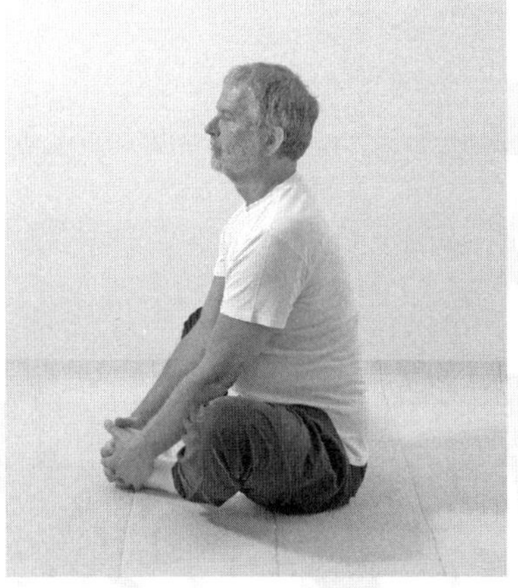

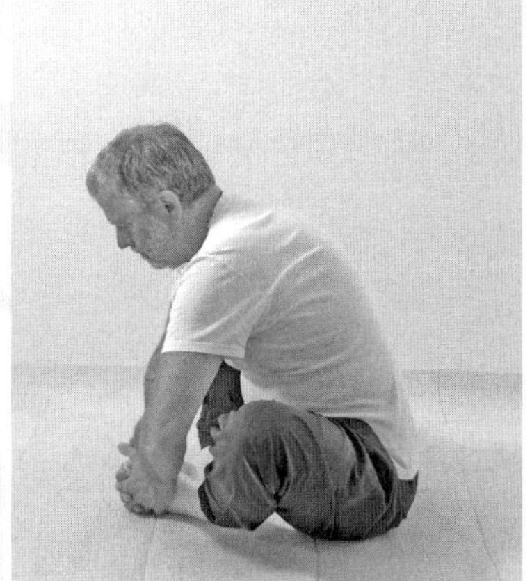

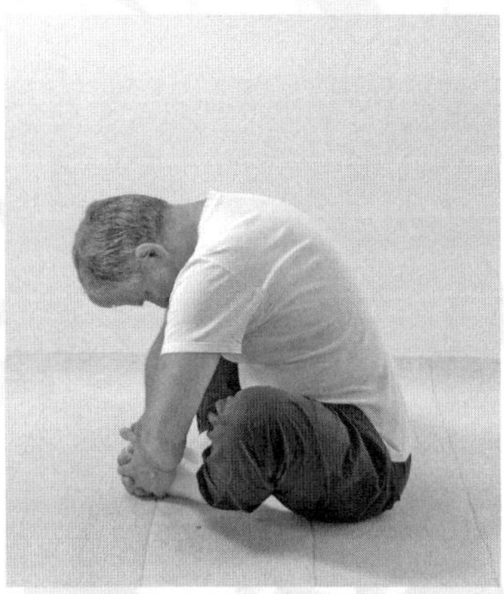

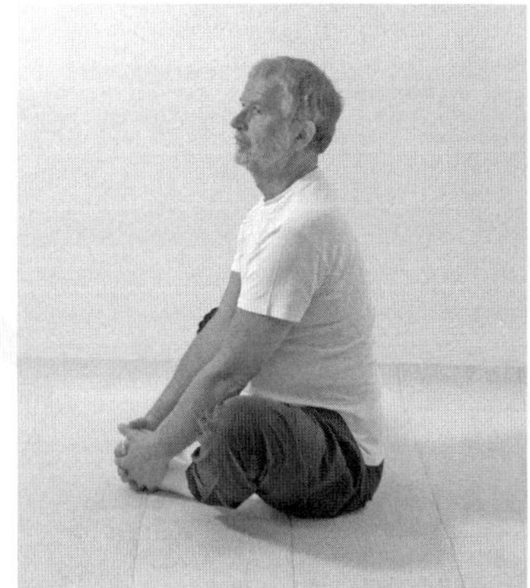

Dreifacherwärmer/Herz-Kreislauf-Übung (Maka Ho 3E/HK)

07

- Kreuzen Sie die Beine vor sich.
- Schauen Sie, ob das rechte Bein vorne liegt, wenn nicht, wechseln Sie die Beinposition.
- Mit der linken Hand umfassen Sie das rechte Knie, mit der rechten Hand das linke Knie. Der linke Arm liegt vor dem rechten Arm.
- Beugen Sie sich aus der Hüfte nach vorne. Die Unterarme ziehen vor den Knien zum Boden.
- Der Kopf kann sich lösen und sinkt nach unten.
- Atmen Sie 4-5x aus.
- Richten Sie sich aus der Hüfte wieder langsam auf.
- Wechseln Sie die Beine und Arme, wiederholen Sie die Übung.

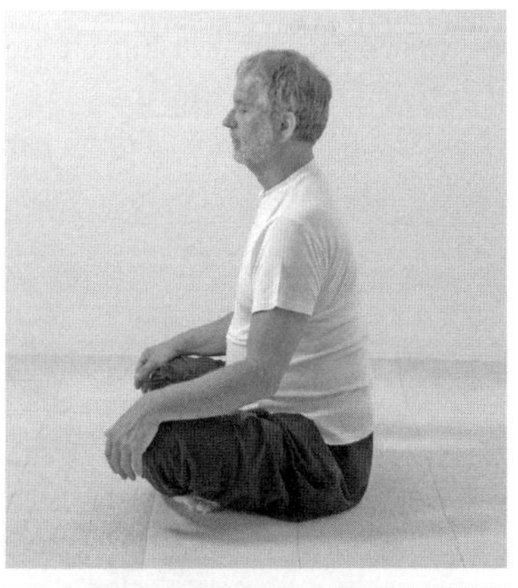
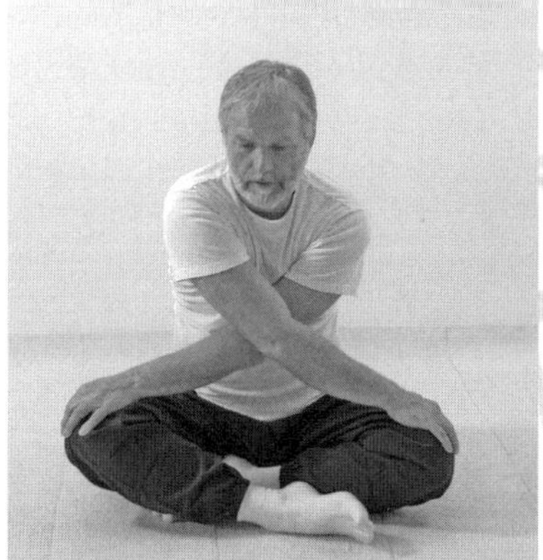
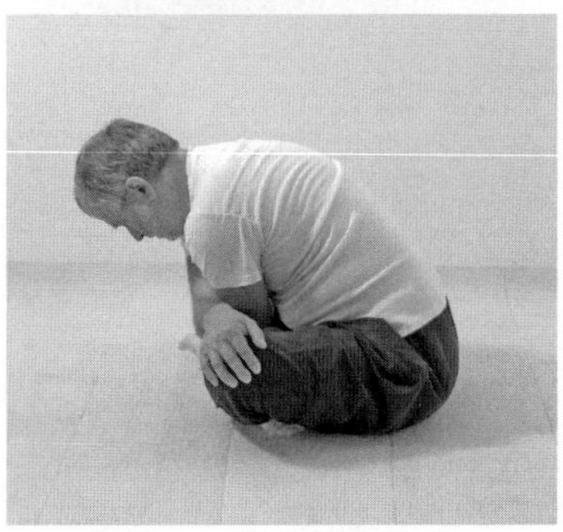
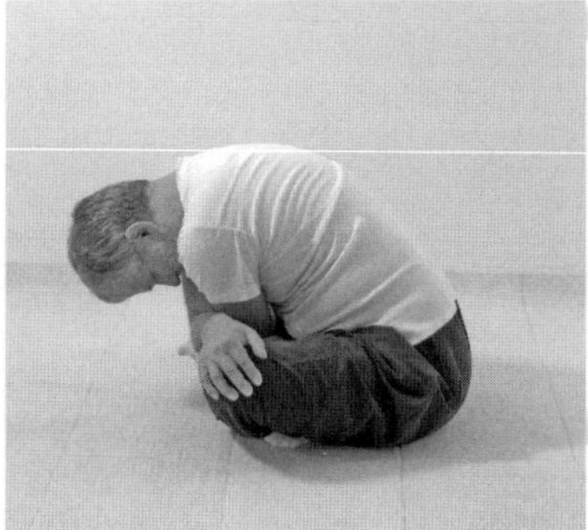

08 Blase/Nieren-Übung (Maka Ho Bl/Ni)

- Strecken Sie die Beine parallel nach vorne aus, die Füße berühren sich leicht.
- Sitzen Sie mit dem Oberkörper aufrecht. Nehmen Sie die Arme ausgestreckt nach oben, wie wenn Sie einen Ball mit beiden Händen von den Beinen über den Kopf heben.
- Atmen Sie 1-2x durch.
- Beugen Sie sich aus der Hüfte mit ausgestreckten Armen weit nach vorne.
- Atmen Sie 1-2x durch.
- Legen Sie die Hände auf den Unterschenkeln oder den Füßen ab.
- Atmen Sie 4-6x durch; lassen Sie verspannte Stellen locker.
- Rutschen Sie mit den Händen noch etwas weiter nach vorne.
- Atmen Sie weiterhin möglichst ruhig aus.
- Stellen Sie sich wieder den Ball vor, fassen Sie ihn und führen Sie den Ball mit ausgestreckten Armen zurück über den Kopf.
- Der Ball wird nun zu einer Sonne. Die Hände gleiten im Bogen zur Seite, die Sonne kann erstrahlen.

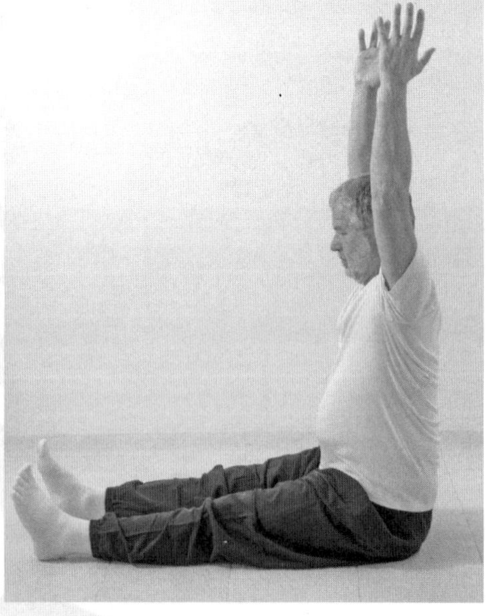

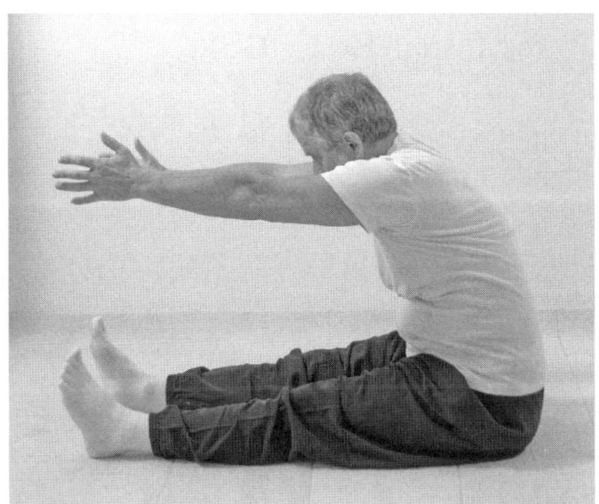

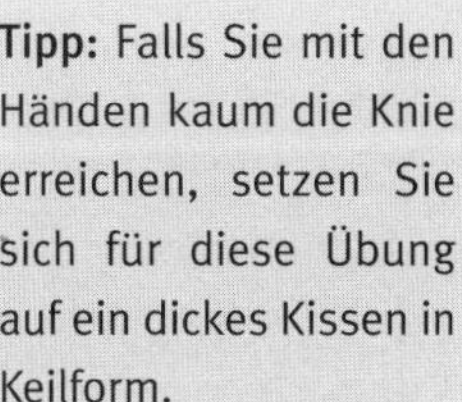

Tipp: Falls Sie mit den Händen kaum die Knie erreichen, setzen Sie sich für diese Übung auf ein dickes Kissen in Keilform.

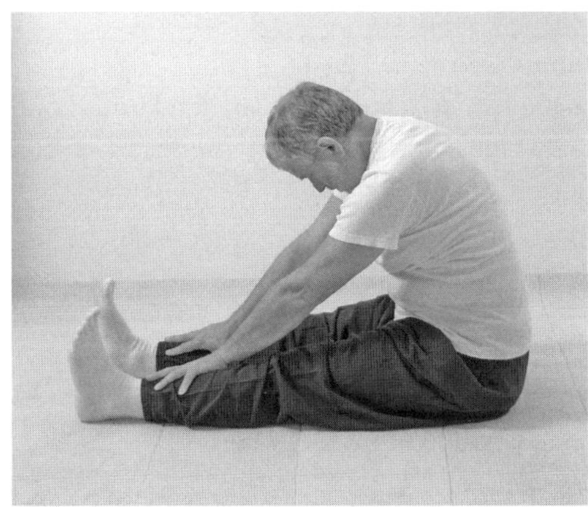

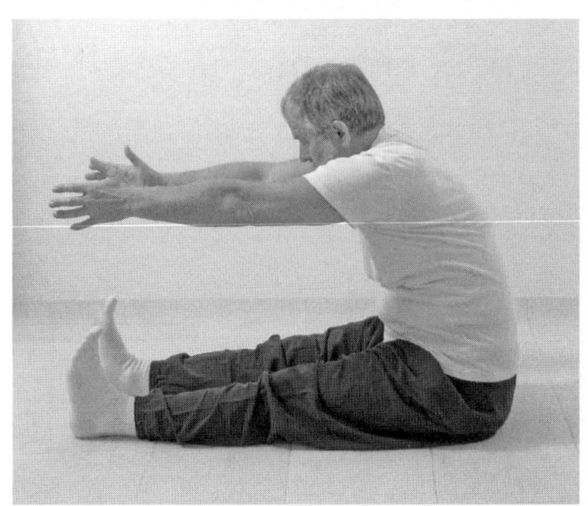

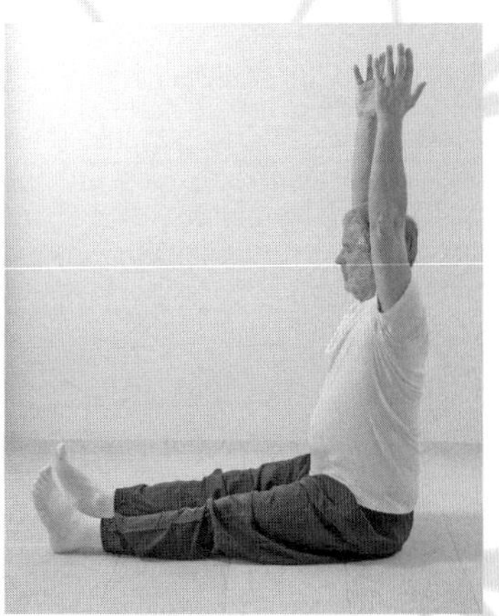

09 Leber/Gallenblase-Übung (Maka Ho Le/Gb)

- Spreizen Sie die Beine möglichst weit auseinander.
- Verschränken Sie die Hände mit leicht gestreckten Armen nach oben.
- Dehnen Sie die Handflächen zum Himmel, dann kommen Sie aus der Dehnung wieder etwas zurück.
- Beugen Sie sich seitlich aus dem Rumpf nach links über das linke Knie.
- Drehen Sie den ganzen Oberkörper etwas; schauen Sie über die rechte Schulter zum Himmel.
- Atmen Sie 4x durch.
- Lösen Sie die Position.
- Wiederholen Sie die Übung zur rechten Seite.
- Zum Abschluss legen Sie die Handflächen leicht auf den Hinterkopf. Ohne Kraft, nur durch das Gewicht der Hände wird der Kopf nun etwas nach unten gedrückt.
- Lösen Sie die Position.

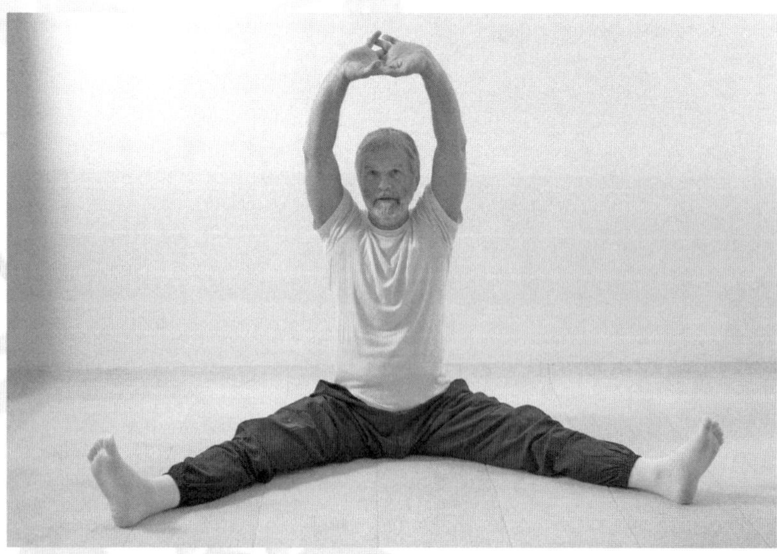

09

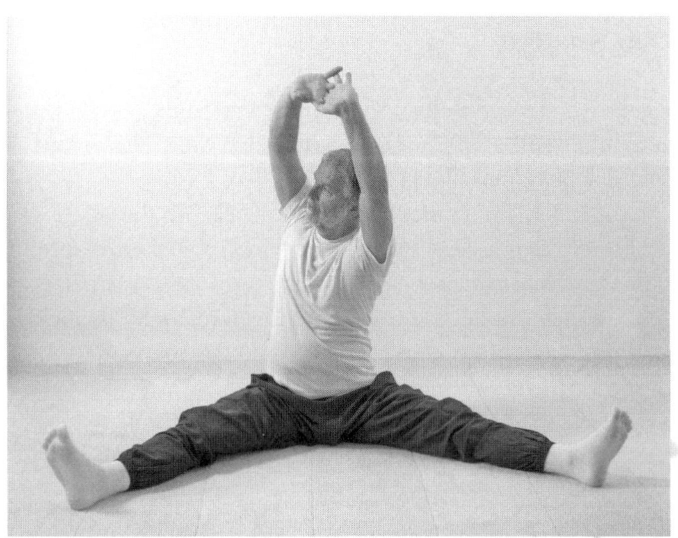

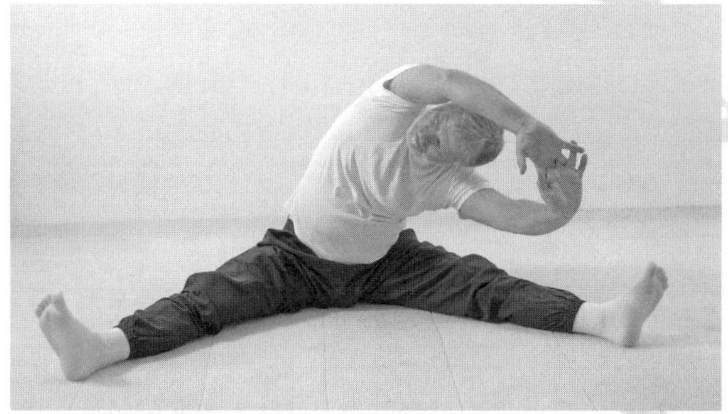

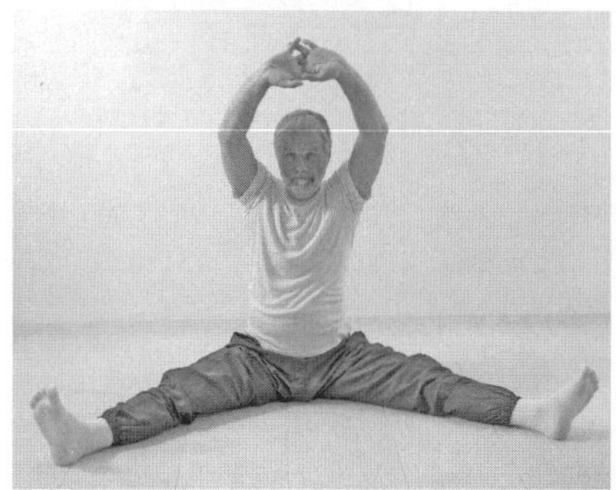

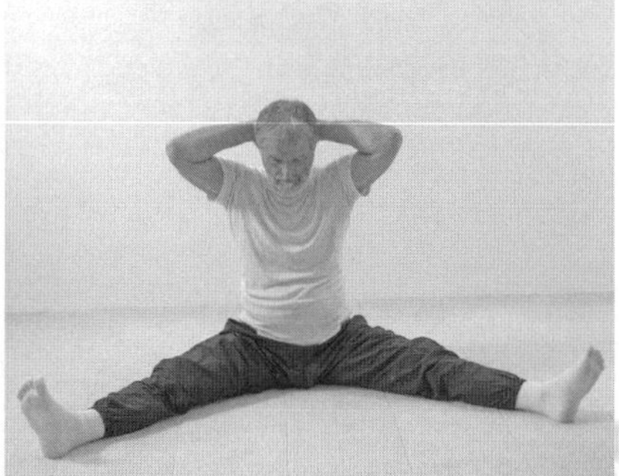

10 Sitzhöcker wandern

Ziel: Aktivieren des Beckenbodens, Lösen von Verspannungen im unteren Rücken, hilft bei Blasenschwäche, unterstützt die Gelassenheit

- Setzen Sie sich auf einen Hocker.
- Legen Sie die linke Hand unter die linke Pobacke. In der Mitte der Pobacke können Sie mit den Fingerspitzen einen Knochenvorsprung spüren. Das ist Ihr Sitzhöcker.
- Erkunden Sie auch mit der rechten Hand Ihren rechten Sitzhöcker.
- Legen Sie nun Ihre linke Hand an die linke Poseite, sodass Ihre Hand an die Wirbelsäule angrenzt.

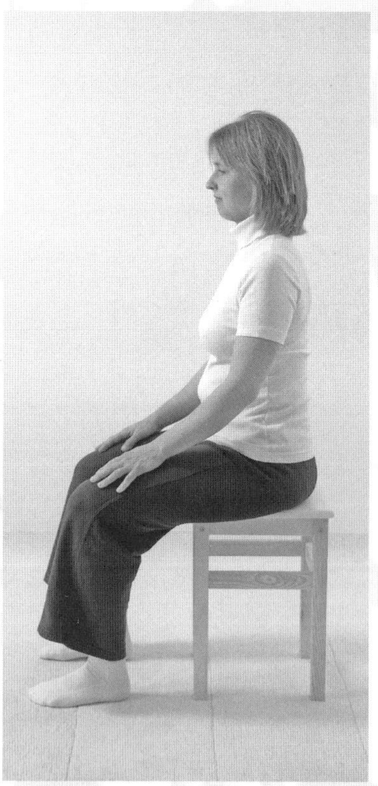

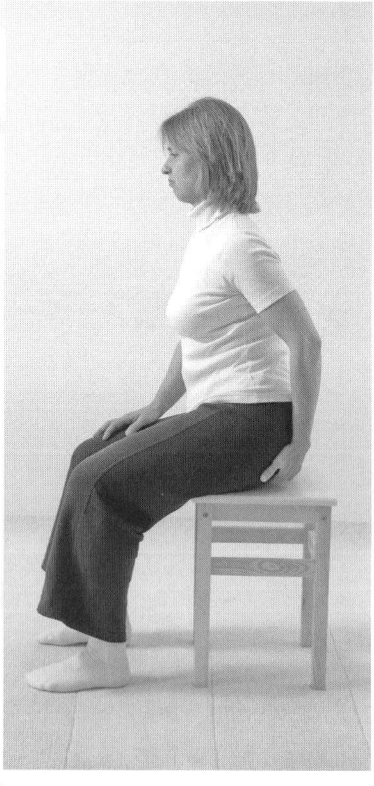

10

- Stellen Sie sich Ihren rechten Sitzhöcker vor und heben Sie ihn ein kleines Stückchen. Wandern Sie nach vorne, setzen Sie ihn ab und wandern Sie zum Ausgangsort zurück. Wiederholen Sie das ganze ca. 20x.
- Lösen Sie die Hand und spüren Sie nach.
- Wechseln Sie die Seite. Legen Sie die linke Hand angrenzend an die Wirbelsäule auf die Pobacke und wandern Sie mit dem rechten Sitzhöcker ca. 20x.
- Lösen Sie die Hand und spüren Sie nach.

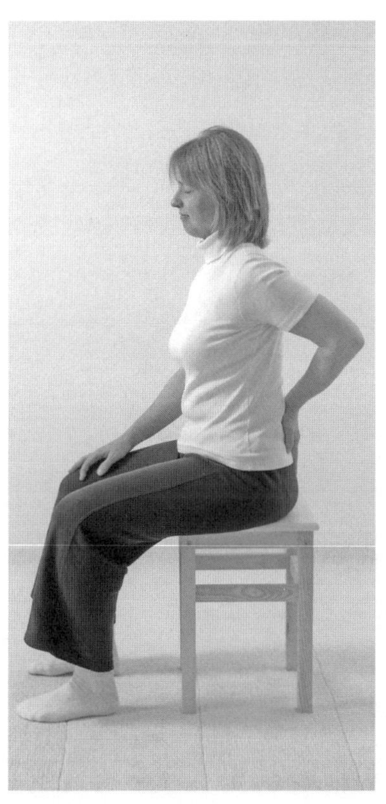

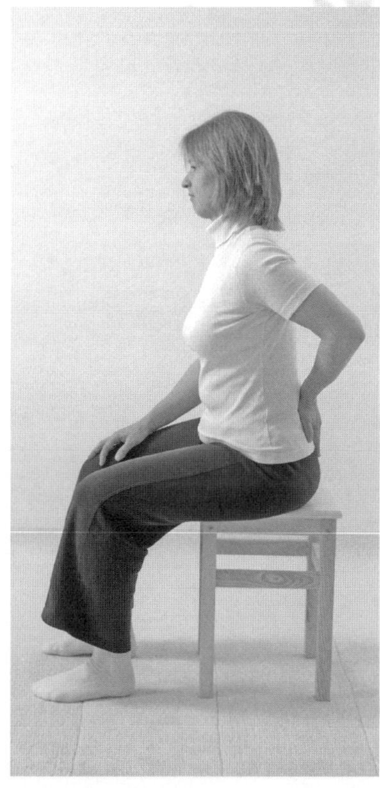

11 Zeitung falten

Ziel: Entdecken des Hüftgelenks, Dehnung des hinteren Oberschenkels, Lösen von Verspannungen im unteren Rücken

- Stellen Sie die Fußsohle des rechten Fußes auf einen Hocker.
- Legen Sie die Finger Ihrer Hand in die Falte an Ihrer Leiste hinein. Ca. 3-4 cm unter der Muskelschicht, die Sie nun spüren, können Sie das Gelenk zwischen Oberschenkelknochen und Becken, Ihr Hüftgelenk, ertasten.
- Nehmen Sie die Hand wieder heraus. Ziehen Sie den Fuß noch etwas mehr zur Pobacke heran und achten Sie auf die Falte. Genießen Sie die Rundung Ihres Rückens, Pos und hinteren Oberschenkels.

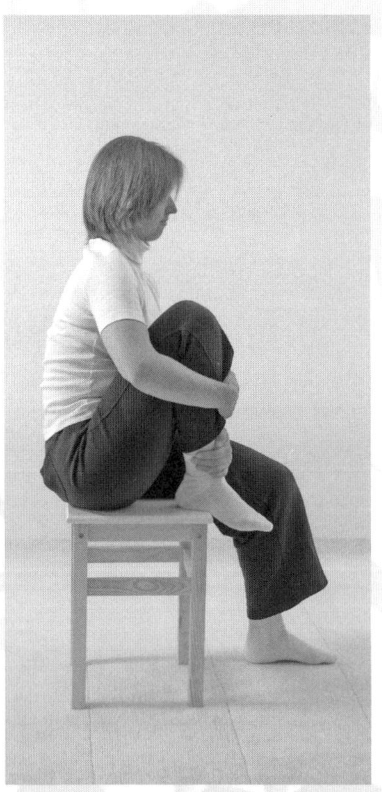

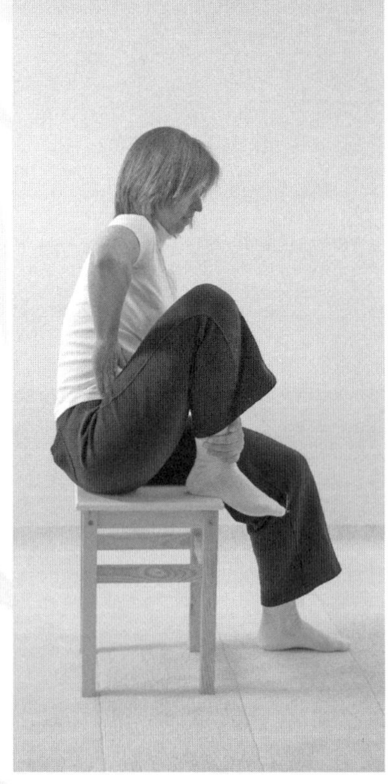

11

- Lösen Sie das Bein, bleiben Sie noch kurz in der Ausgangsposition sitzen.
- Wiederholen Sie die Übung mit der linken Seite.

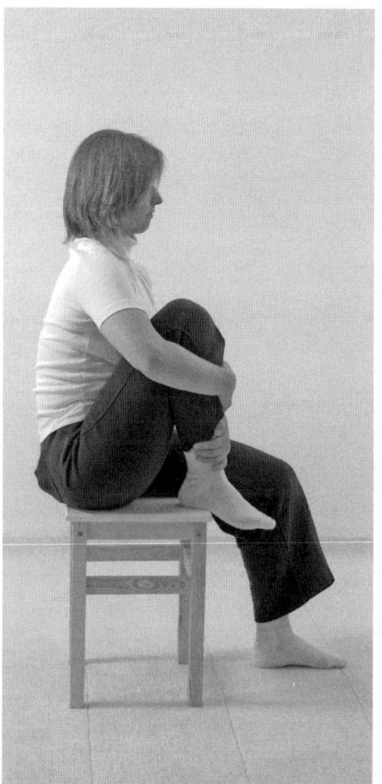

Großartige Kleinigkeiten:
So beugen Sie Rückenschmerzen vor: Achten Sie bei Beugungen aus dem Oberkörper darauf, dass der Rücken locker bleibt und die Hüfte sich zusammenfaltet.

Nicht geschafft?
Stellen Sie eine Kiste oder ein festes großes Kissen vor den Hocker. Hierauf können Sie den Fuß absetzen und den Knick Ihrer Hüfte wahrnehmen.

12 Honig schmelzen

Ziel: Aktivieren des Beckenbodens, Kraftaufbau, Lösen überflüssiger Spannungen

- Setzen Sie sich auf einen Hocker, die Füße stehen parallel.
- Heben Sie den rechten Sitzhöcker, das rechte Knie geht dabei mit in die Luft. Halten Sie das Bein in der Luft, visualisieren Sie den Sitzhöcker und schmelzen Sie ihn. Der Sitzhöcker tropft wie Butter auf den Hocker. Atmen Sie dabei ca. 5x tief aus dem Unterbauch aus.
- Setzen Sie den Sitzhöcker wieder ab und wechseln Sie zur linken Seite.
- Wiederholen Sie die Übung 3x.

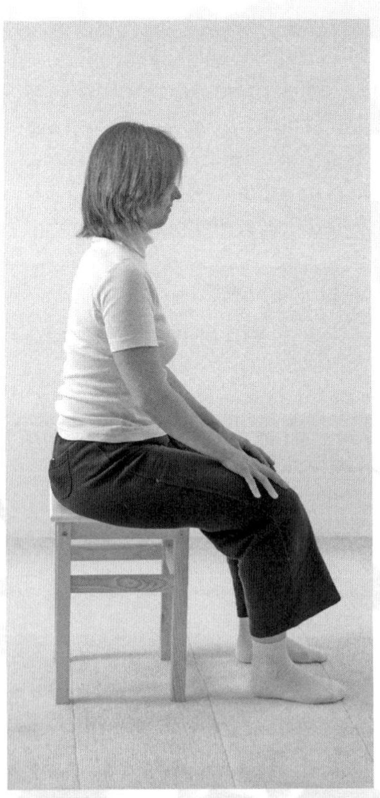

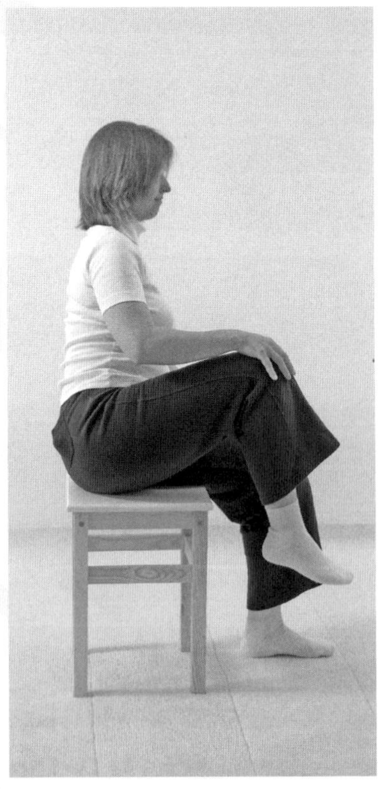

12

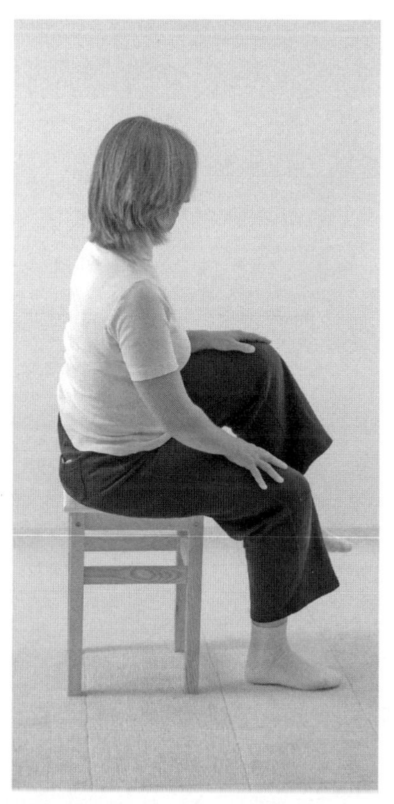

13 Aktive, lebendige Füße

Ziel: Beweglichkeit der Füße, Sensibilisierung des Nervensystems, Vergrößerung des Atemvolumens

1. Teil

- Rollen Sie eine Decke zusammen und legen Sie sie auf den Boden.
- Stellen Sie sich hüftbreit neben die Rolle.
- Nehmen Sie zunächst Ihren rechten Fuß wahr, folgende Fragen können Sie sich dabei stellen: Wie liegen die Zehen auf? Welche Form hat das Fußgewölbe? Wo ist der Druck der Fußsohle am stärksten, wo am schwächsten?

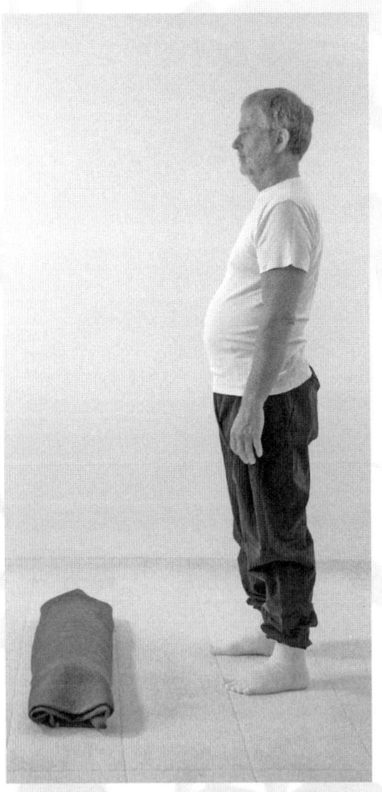

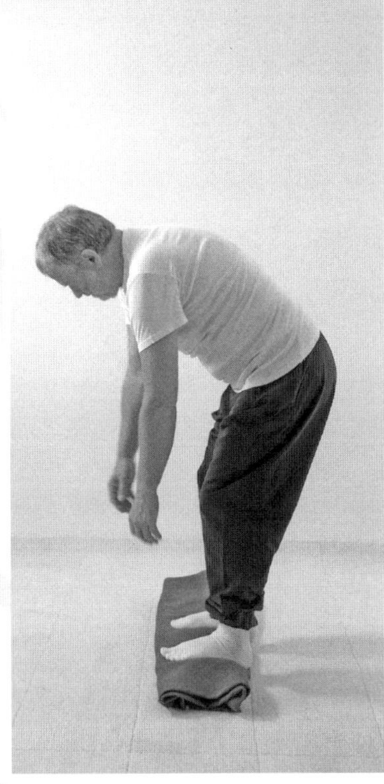

13

- Wechseln Sie dann zur Besichtigungstour Ihres linken Fußes.
- Steigen Sie mit beiden Füßen auf die Rolle. Gehen Sie auf und ab, legen Sie dabei kleine Spielchen ein, wie: in die Knie gehen, sich wie ein Affe nach vorne beugen und die Arme hängen lassen, auf den Zehen balancieren, rückwärts auf den Fersen gehen, etc.
- Verlassen Sie die Rolle und nehmen Sie Ihre Füße wahr.

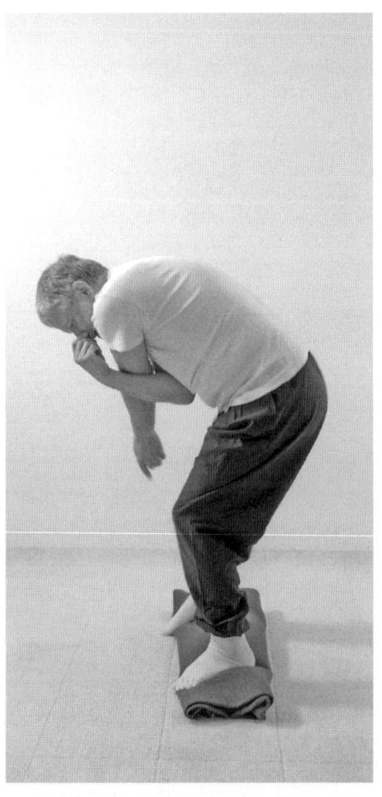

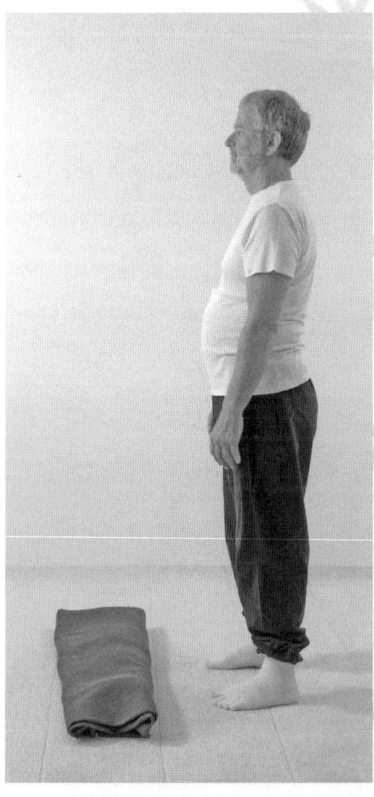

13 Aktive, lebendige Füße

2. Teil

- Stellen Sie sich wieder auf die Rolle.
- Heben Sie die Arme in die Höhe und lassen Sie sich aus den Schultern sinken.
- Beim Ausatmen beugen Sie den Oberkörper nach links, die Hüfte bleibt fest, die Taille kann sich aufdehnen.
- Beim Einatmen kehren Sie in die Mittelposition zurück. Beim nächsten Ausatmen beugen Sie sich wieder nach links. Wiederholen Sie die Übung auf der linken Seite 5-6x.

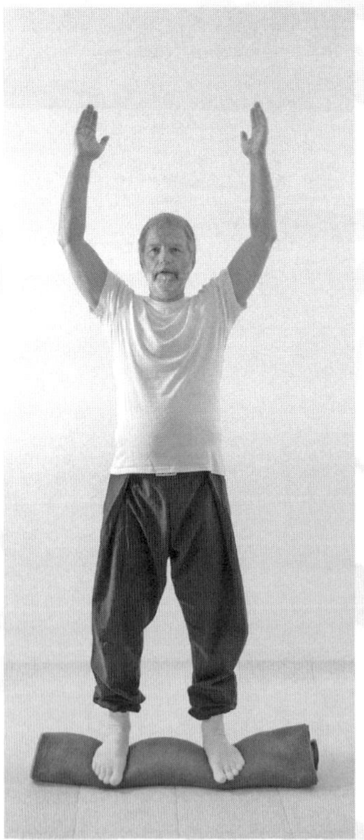

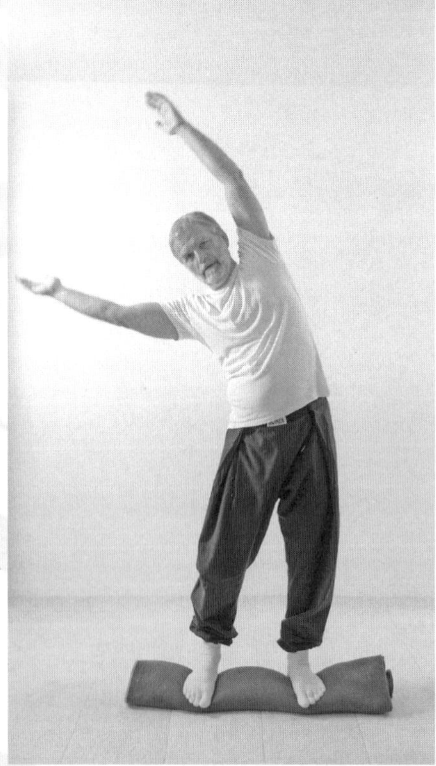

13

- Steigen Sie von der Rolle herunter, lassen Sie die Arme sinken. Erspüren Sie den Raum unter Ihren Schultern.
- Wiederholen Sie die Übung ab dem 2. Teil mit der rechten Seite.

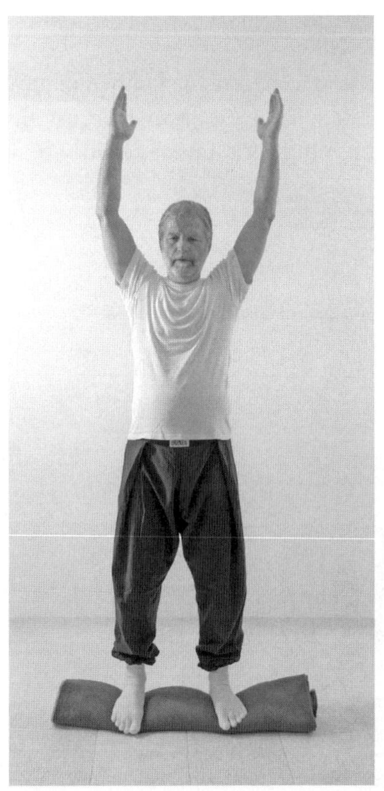

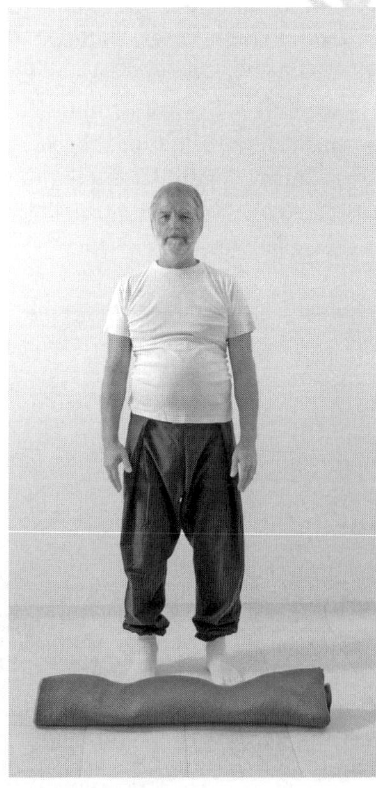

14 Schönheit für die Seele

Ziel: Revitalisierung der Wirbelsäule, Entlastung vom Alltag, Optimierung der Atmung

- Suchen Sie sich 1-3 Bücher mit weichem Einband. Legen Sie sie auf dem Boden bereit.
- Legen Sie sich auf den Boden und stellen Sie Ihre Füße hüftbreit auf.
- Schauen Sie, ob Ihr Hals in der Verlängerung der Wirbelsäule liegt. Sollte der Hals nach unten hängen, dann legen Sie so viele Bücher unter den Hinterkopf, bis der Hals in der Verlängerung der Wirbelsäule liegt.
- Legen Sie die Arme neben den Körper oder die Hände auf den Unterbauch.
- Sollten die Füße rutschen, stellen Sie die Fersen etwas nach außen oder knoten Sie einen Schal um die Knie.
- Bleiben Sie nun mindestens 15 Minuten so liegen. Sie können in dieser Zeit z. B. Ihre Atmung beobachten, die Lage Ihrer Körperteile anschauen, alle Gedanken loslassen, oder – besonders erholsam – sich langweilen wie ein Kind.

Übung für Faule

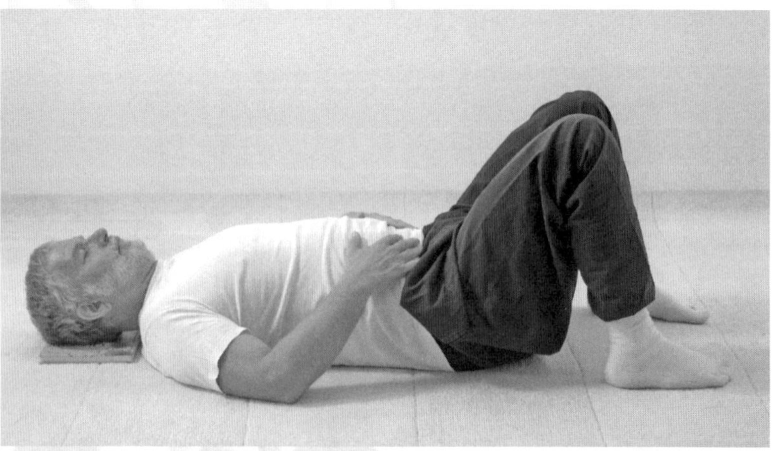

In der Arbeit

Schütteln

15

Ziel: Aufwecken der Gliedmaßen, Muskelauflockerung, Abbau unnötiger Spannung

- Stellen Sie sich hüftbreit hin.
- Jedes Glied Ihres Körpers wird ca. zehn Sekunden lang geschüttelt. Beginnen Sie mit dem rechten Bein, heben Sie das Knie.
- Schütteln Sie den Fuß aus dem Fußgelenk heraus.
- Gehen Sie nun eine Gliedmaße weiter: Schütteln Sie den Unterschenkel vom Knie aus.
- Schütteln Sie das gesamte Bein von der Hüfte ausgehend. Stellen Sie dann die Fußspitze etwas schräg rechts vor dem linken Fuß auf. Spüren Sie nach.
- Wechseln Sie zur linken Seite und wiederholen Sie die Übungen mit dem linken Bein.

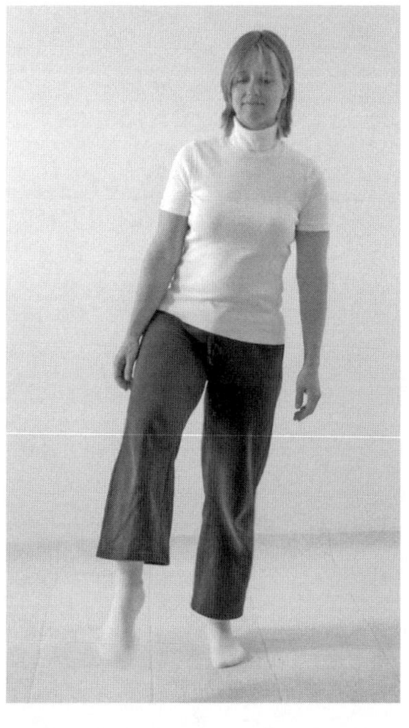

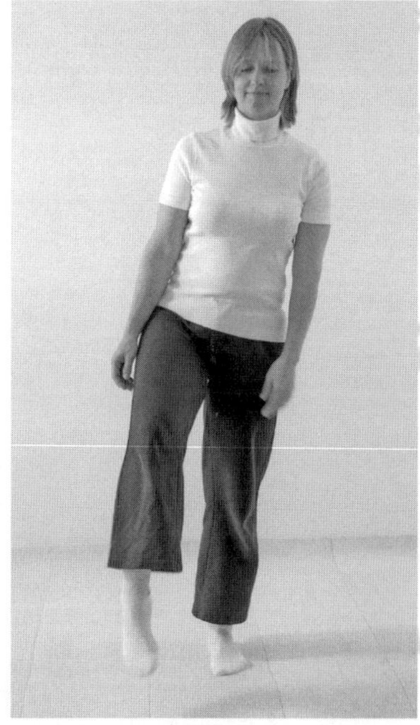

15 Schütteln - Fortsetzung

- Lockern Sie nun den Oberkörper: Beginnen Sie mit dem rechten Arm. Schütteln Sie die Hand aus dem Handgelenk heraus, gehen Sie weiter zum Ellbogen, schütteln Sie Hand und Unterarm aus dem Ellbogen heraus. Schütteln Sie den gesamten Arm aus dem Oberkörper heraus.
- Lassen Sie den Arm sinken, spüren Sie nach.
- Wechseln Sie zur linken Seite und wiederholen Sie die Übungen mit dem linken Arm.
- Lockern Sie zum Abschluss nochmals den ganzen Körper: Schütteln Sie ca. eine Minute lang alles, was Sie haben: Beine, Arme, Kopf, wackeln Sie mit dem Po, schütteln Sie die Schultern.

Nacken dehnen

16

Ziel: Lockerung des Nackens, Entspannung der Schultern

- Stellen Sie sich hüftbreit hin.
- Neigen Sie den Kopf zur rechten Schulter. Lassen Sie ihn langsam vor zur Mitte gleiten, dann zur linken Schulter und zurück in die Ausgangsposition.
- Wechseln Sie die Richtung.
- Lassen Sie den Kopf sanft nach vorne sinken und richten Sie ihn wieder auf. Ca. 3x wiederholen.

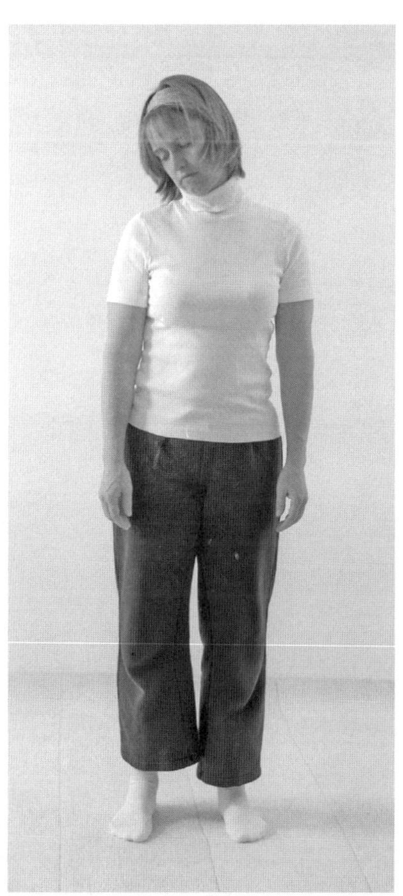

17 Nasentraining

Ziel: Beweglichkeit des Nackens, Entspannung der Augenmuskeln

- Nehmen Sie eine aufrechte Sitzposition ein. Fixieren Sie über die gesamte Übungsdauer einen Punkt in Augenhöhe, der ca. zwei Meter entfernt liegt.
- Mit der Nase malen Sie nun eine „liegende Acht“ (∞) in die Luft. Wechseln Sie nach ca. 10x die Richtung.
- Halten Sie an und ändern Sie die Lage der 8. Sie steht nun aufrecht. Folgen Sie mit der Nase der Spur. Wechseln Sie nach mindestens 10x die Richtung.
- Zum Abschluss können Sie eine Blüte in die Luft malen. Denken Sie sich dazu eine passende Farbe.

Schultern bewegen

18

Ziel: Beweglichkeit, Entspannung des Nackens

- Stellen Sie sich hüftbreit hin. Rollen Sie die rechte Schulter von vorne nach hinten. Denken Sie dabei, dass sie gut geölt ist. Ca. 10x wiederholen.
- Wechseln Sie die Richtung.
- Bewegen Sie die Schulter in Form einer 8.
- Wechseln Sie die Richtung.
- Wiederholen Sie das Schulterrollen mit der anderen Seite.
- Wechseln Sie die Richtung.
- Bewegen Sie die linke Schulter in Form einer 8.

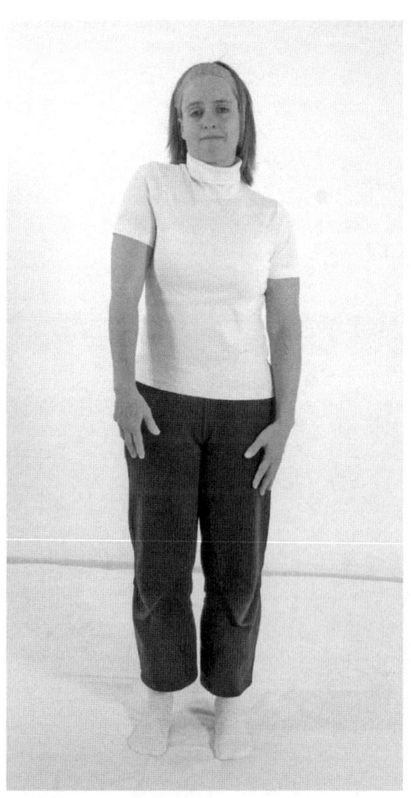

19 Flügelschlag

Ziel: Beweglichkeit des Oberkörpers, Entspannung der Arme
Haben Sie schon einmal einem Schwan zugeschaut, wie er mit den Flügeln schlägt, kurz bevor er zum Flug abhebt? Das Bild wird Ihnen die Übung erleichtern.

- Ziehen Sie die rechte Schulter leicht nach hinten. Mit der linken Hand suchen Sie nun von hinten die unterste Spitze Ihres rechten Schulterblattes und gehen so weit wie möglich an die Kante des Schulterblattes nach oben. Tasten Sie den oberen Rand des Schulterblattes von vorne über die Schulter greifend. Sie werden einen knöchernen Vorsprung finden, die Schulterblattgräte. Das gesamte Schulterblatt ist fast zwei Handteller groß. Ertasten Sie auch das linke Schulterblatt.
- Formen Sie Ihre Hände zu Affenhänden, haken Sie sie ineinander ein. Die Ellbogen zeigen zur Seite.

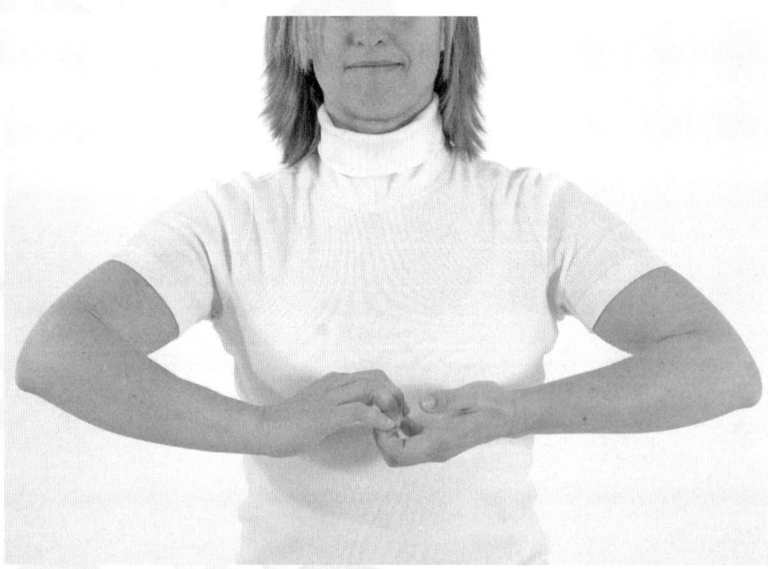

19

- Ihre Schulterblätter sind wie die Flügel eines Schwans. Fangen Sie an, langsam die Schulterblätter nach hinten zu ziehen soweit es Ihnen möglich ist. Atmen Sie einmal durch und lassen Sie die Schulterblätter sich dann lösen. Wiederholen Sie den Flügelschlag ca. 10x.
- Öffnen Sie die Arme, lassen Sie die Arme sinken, spüren Sie nach.

Beachten Sie dazu die Abbildung 1 auf S. 105.

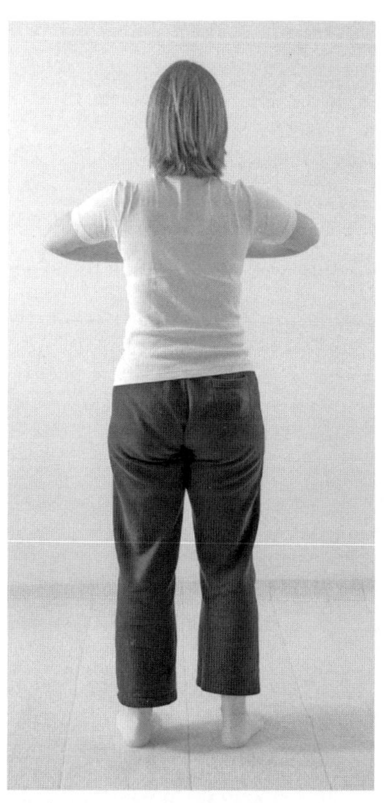

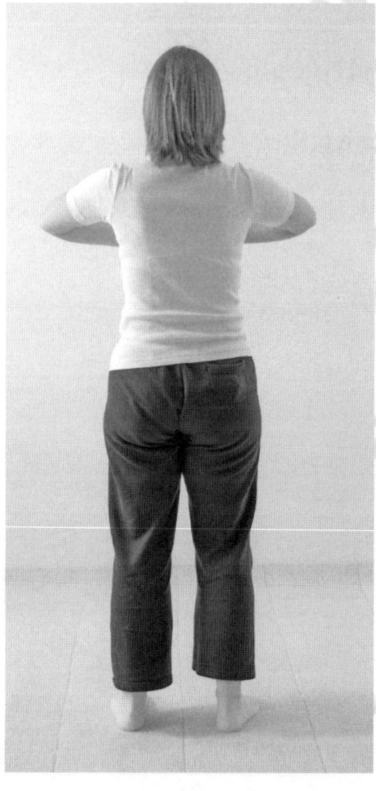

20 Bewusstes Gehen

Ziel: Entspannung der Nackenmuskulatur, Vitalisierung der Füße, Zentrierung

- Laufen Sie durch das Büro und beobachten Sie Ihre Gangart: Gehe ich mit den Ballen oder der Ferse? Wie fest trete ich auf? Gibt es Unterschiede in verschiedenen Bereichen?
- Lassen Sie den Fuß zuerst mit dem Ballen aufkommen. Rollen Sie ihn weich ab und gehen Sie so ca. 10-20 Schritte.
- Wechseln Sie auf den Fersengang. Kommen Sie zuerst mit der Ferse auf und rollen Sie dann zum Ballen hin ab. Gehen Sie so ca. 10-20 Schritte.
- Wechseln Sie nochmals vom Ballen zur Ferse.

21 Lippenbremse

Ziel: Kieferentspannung, Lockerung der Gesichtszüge

- Lassen Sie die Lippen locker.
- Pusten Sie Luft hindurch, sodass die Lippen schnattern können.
- Lächeln Sie, pusten Sie die Luft nochmals durch die Lippen, sodass sie schnattern.
- Geht nicht? Gibt's nicht.

Kieferentspannung

22

Ziel: aktiviert den Blutkreislauf, stärkt die Atmung, reguliert den Herzschlag und erhöht die Körpertemperatur

- Reiben Sie die Handflächen aneinander, bis sie warm sind.
- Legen Sie die rechte Hand auf die rechte Wange.
- Legen Sie die linke Hand auf die linke Wange.
- Atmen Sie mindestens 10x tief aus dem Bauch heraus aus.
- Reiben Sie die Wangen von oben nach unten und umgekehrt, bis die Haut warm wird.

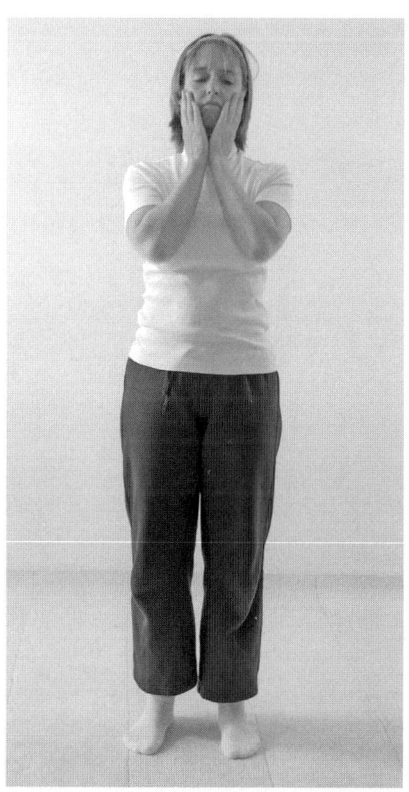

23 Affenhand

Ziel: entspannt den Nacken und die Schultern, vitalisiert

- Formen Sie die rechte Hand so, wie wenn Sie eine Reckstange umfassen möchten. Haken Sie die Finger in den Trapezius, den Bereich zwischen Schulterblatt und Schlüsselbein, ein.
- Lassen Sie den Ellbogen nach unten hängen und genießen Sie mit dem Ausatmen den Druck der Finger auf Ihre Muskulatur.

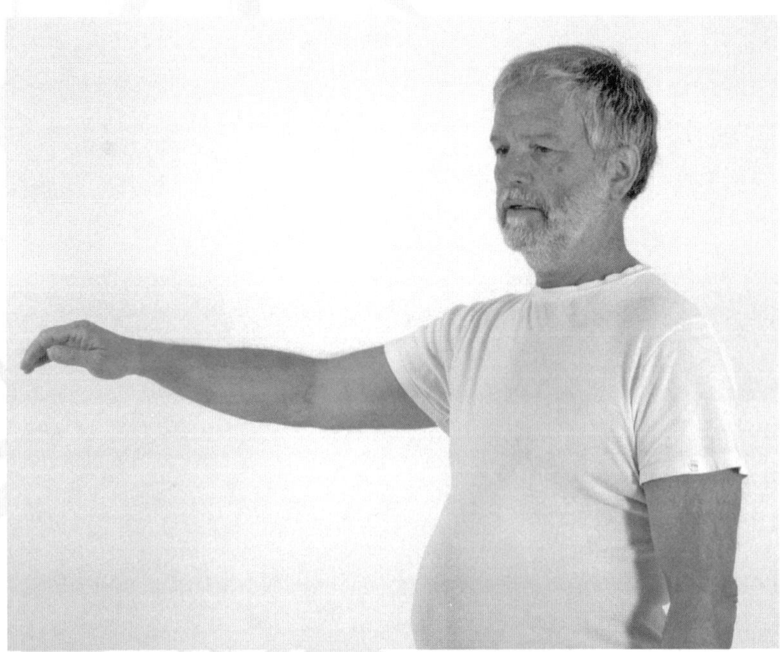

23

- Nach 1-2 Atemzügen haken Sie sich neu ein und wandern so langsam bis zu Ihrem Schultergelenk.
- Bei der nächsten Tour greifen Sie etwas weiter über die Schulter nach hinten und haken sich ein. Wandern Sie auf der neuen Linie bis zu Ihrem Schultergelenk.
- Schließen Sie nun die nächste Übung („Belebte Arme“) direkt an.

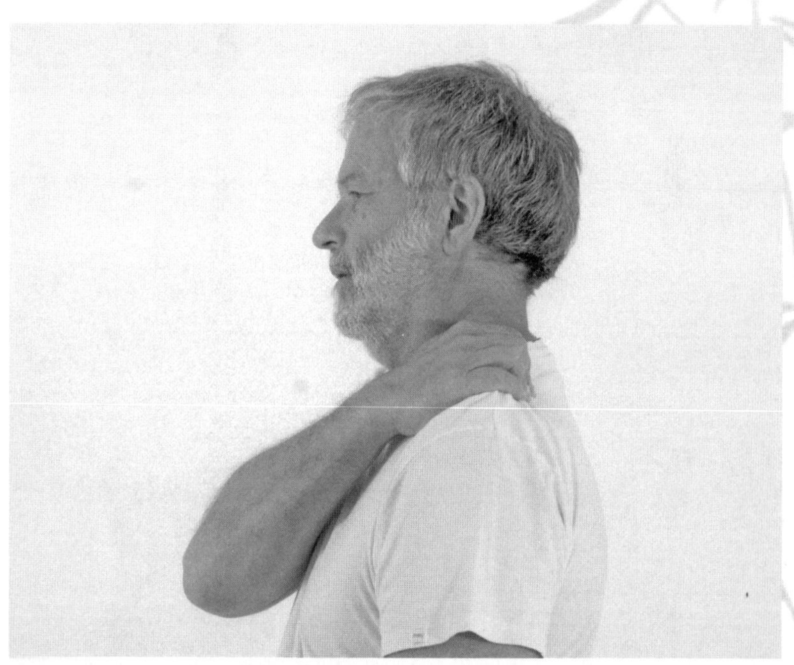

24 Belebte Arme

Ziel: Abbau von unnötigen Spannungen, Vitalisieren der Arme

- Greifen Sie mit einer weichen, breiten Hand fest an Ihr Schultergelenk und wandern Sie, immer neu zupackend, den Arm entlang bis hin zu den Spitzen Ihrer Finger. 3-4 Wiederholungen.
- Formen Sie nun die Affenhand und haken Sie sich in der Mitte des Außenarmes ein. Hier liegt der Dreifacherwärmer-Meridian. Wandern Sie ihn immer neu einhakend von der Schulter zur Hand hinunter; massieren Sie den Ringfinger.

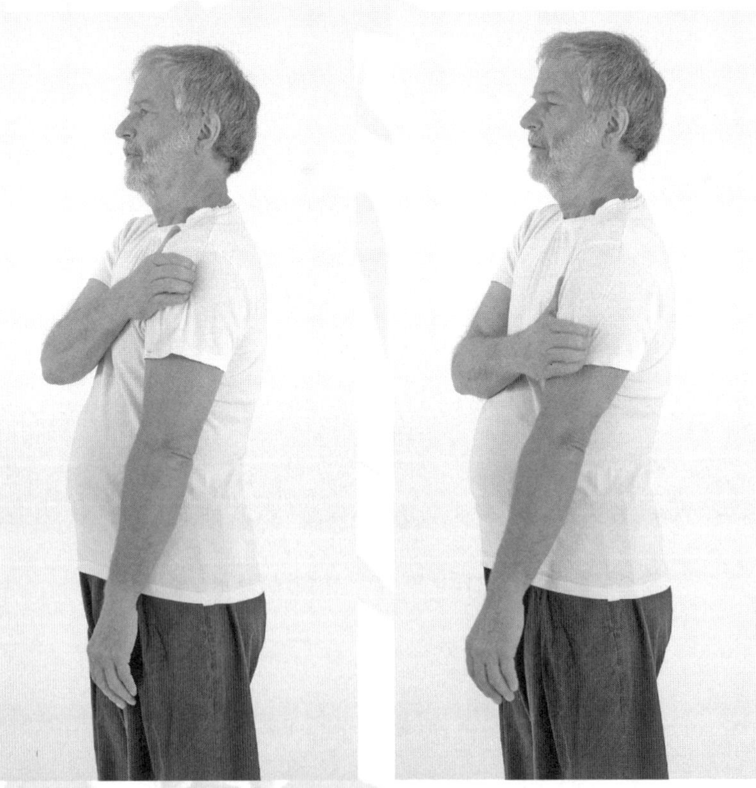

24

- Wiederholen Sie die Übungen „Affenhand“ und „Belebte Arme“ mit der anderen Seite.

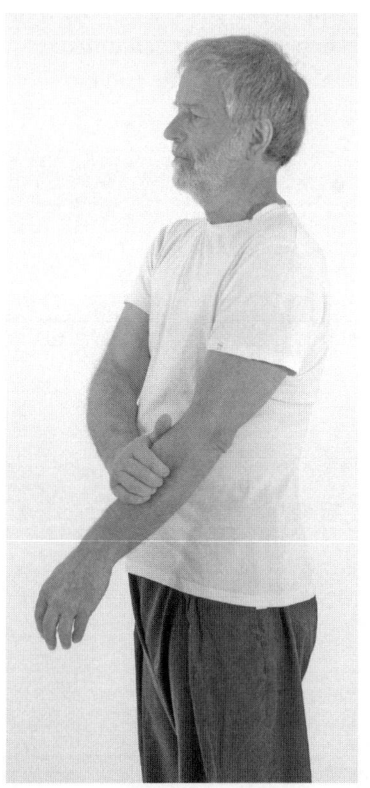

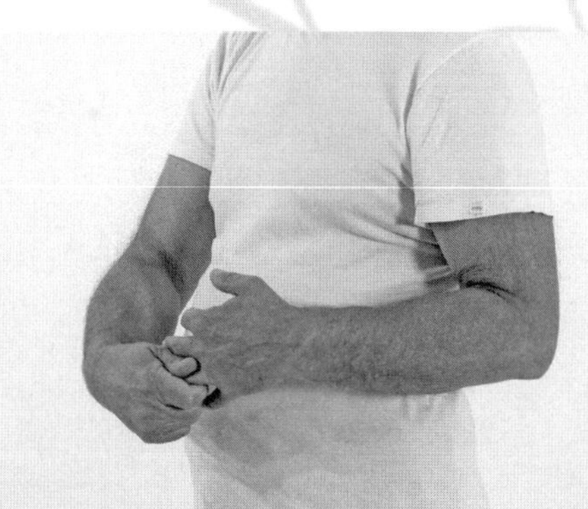

25 Handgelenke rollen

Viele Störungen im Herzbereich machen sich in steifen Handgelenken bemerkbar. Rotationen und kleine Bewegungen mit den Handgelenken harmonisieren den Blutdruck, unterstützen die vitale Herztätigkeit und lockern den unteren Rücken.

- Reiben Sie die Handflächen aneinander bis sie warm sind. Wechseln Sie zu den Handgelenksflächen und reiben Sie diese aneinander.
- Formen Sie Ihre Hände zu Fäusten. Rotieren Sie mit den Fäusten rückwärts. Wechseln Sie nach 10x die Richtung und rotieren Sie weitere 10x nach vorn.
- Schreiben Sie nun mit beiden Handgelenken eine liegende ∞. Nach ca. 10x wechseln Sie die Richtung. Um den Kopf zu entspannen, sagen Sie sich zu dieser Übung: „Mein Hals ist locker und frei."
- Öffnen Sie Ihre Handflächen und klappen Sie wie ein mit den Flügeln schlagender Vogel die Handflächen von oben nach unten.
- Lassen Sie die Arme hängen, spüren Sie in die Hände nach.

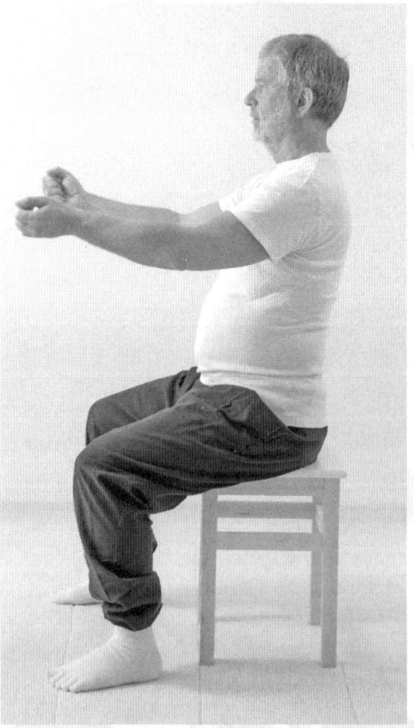

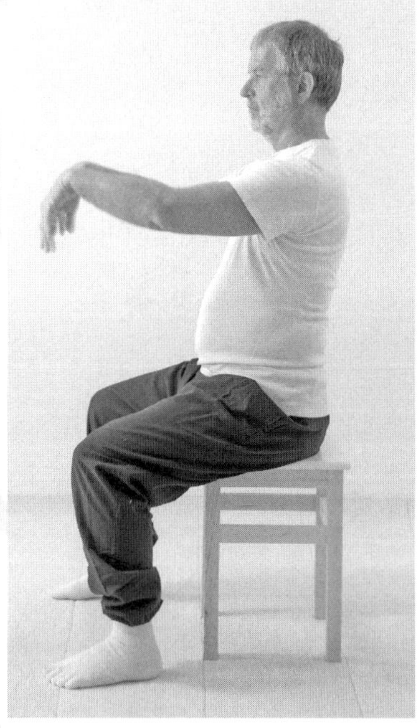

Loslassen

26

Ein bedeutender Punkt in der Akupunktur ist Hegu, „die Talverbindung“. Der Punkt liegt zwischen Daumen und Zeigefinger direkt an der Knochenverbindung auf dem Dickdarm-Meridian. Dieser Punkt ist geeignet, wenn Sie sich mit der Funktion des Dickdarms und damit der Möglichkeit des Loslassens beschäftigen wollen. Bewegung in diesem Punkt hilft bei Spannungen und Schmerzen im Kieferbereich, wirkt lösend auf den gesamten Körper und unterstützt die Genesung bei Erkältungen. Nutzen Sie diese Übung auch als Vorbereitung zu Zahnarztbesuchen.

- Drücken Sie den Punkt Hegu mit Zeigefinger und Daumen der anderen Hand, zwicken und kneten Sie ihn ca. zwei Minuten, gerne auch länger.

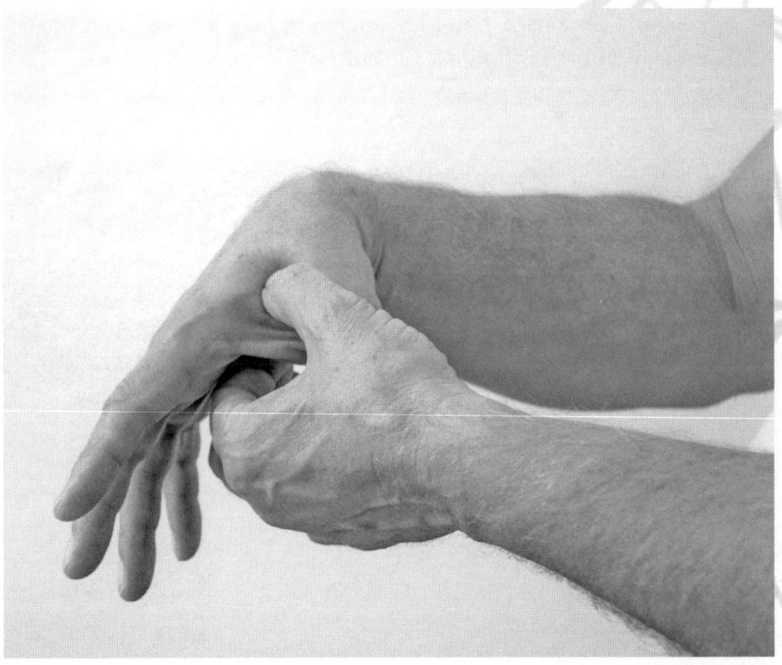

27 Handmassage

Die Hände sind das erste Werkzeug, mit dem wir die Welt begreifen können. Die Pflege unserer Hände mit Beweglichkeitsübungen hält den Geist fit bis ins hohe Alter.

- Aktivieren Sie Ihre Hände, indem Sie die Handflächen aneinander reiben. Wiederholen Sie dies mit den Handgelenken an den Innen- und Außenseiten.
- Beginnen Sie mit der Behandlung der linken Hand: Legen Sie den linken Handrücken auf den Oberschenkel, schütteln Sie die rechte Hand locker aus, lassen Sie den Daumen mit Unterstützung der vier Finger auf die Handinnenseiten der linken Hand fallen. Der Daumen liegt mit dem Eigengewicht der Hand und des Armes auf; es ist kein zusätzlicher Druck oder Kneten notwendig.
- Heben Sie die Hand etwas an und setzen Sie den Daumen daneben wieder auf. Schreiten Sie so spielerisch die Handfläche ab.
- Umfassen Sie die linke Handfläche und kneten und drücken Sie sie.
- Beginnen Sie nun mit dem Daumen: Fassen Sie den linken Daumen am ersten Glied seitlich mit Daumen und Zeigefinger an und schieben Sie ihn kurz sanft in das Gelenk.

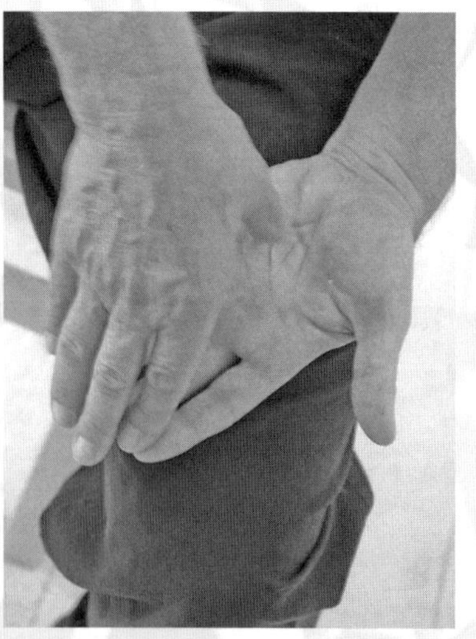

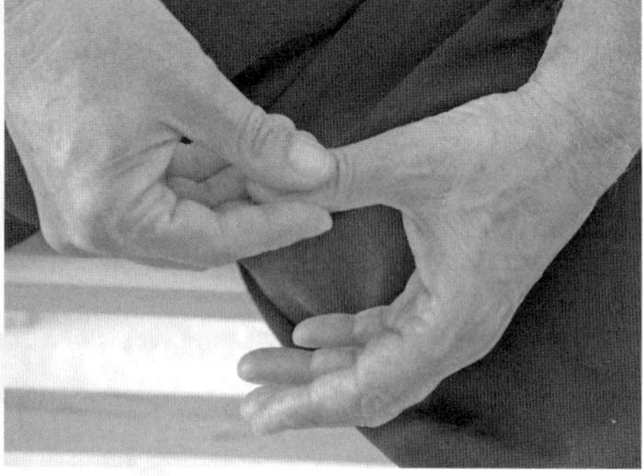

27

- Kreisen Sie den Daumen am ersten Glied 10x in die eine Richtung und 10x in die andere Richtung. Nehmen Sie ihn am zweiten Glied und kreisen Sie 10x in die eine Richtung und 10x in die andere Richtung.
- Ziehen Sie nun sanft am ersten Gelenk den Daumen etwas aus dem Wurzelgelenk heraus und wiederholen Sie dies am zweiten Gelenk. Gehen Sie am Zeigefinger, Mittelfinger, Ringfinger und kleinen Finger ebenso vor.
- Quetschen Sie die Schwimmhäute zwischen den Fingern mehrmals.
- Nehmen Sie nun den Daumen und bewegen Sie ihn aus dem untersten Daumengelenk nach oben und nach unten. Wiederholen Sie dies mit den anderen Fingern.
- Legen Sie Ihre Hände auf die Oberschenkel und spüren Sie, wie sie aufliegen und wie breit sie sind.
- Behandeln Sie die rechte Hand mit den Übungen.
- Umfassen Sie zum Abschluss mit Zeigefinger und Daumen der rechten Hand das linke Handgelenk. Bewegen Sie die linke Hand. Wechseln Sie zur rechten Hand.

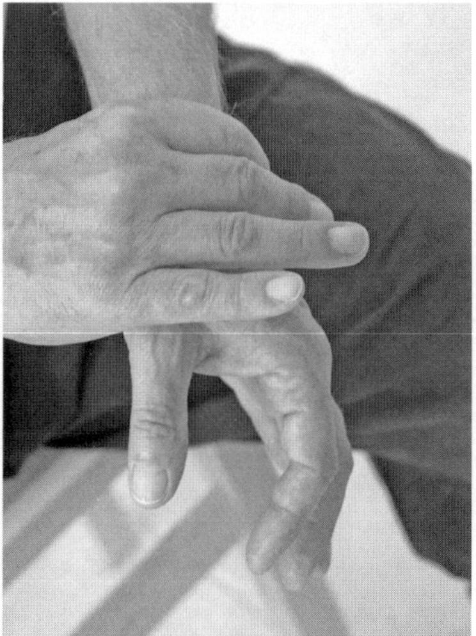

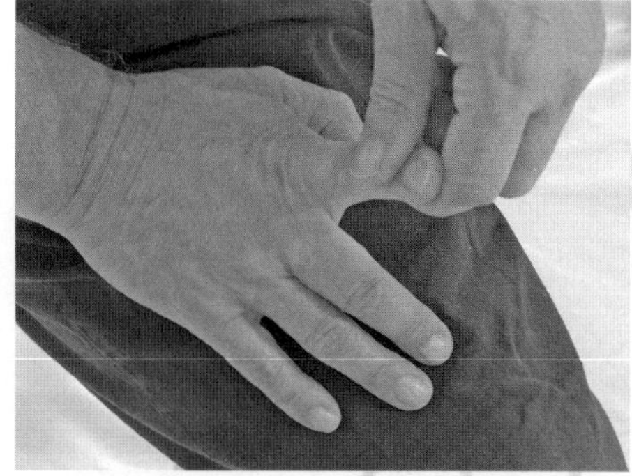

28 Schattenboxen

Ziel: Aktivierung des Oberkörpers

- Ballen Sie die Hände leicht zu Fäusten. Heben Sie beide Hände über den Kopf, lassen Sie sich dabei aus den Schultern los.
- Ziehen Sie die Fäuste mit aller Kraft zum Kopf.
- Boxen Sie mit den Fäusten in den Himmel.
- Wechseln Sie ab: Ziehen Sie die Fäuste zum Kopf und boxen Sie in den Himmel.

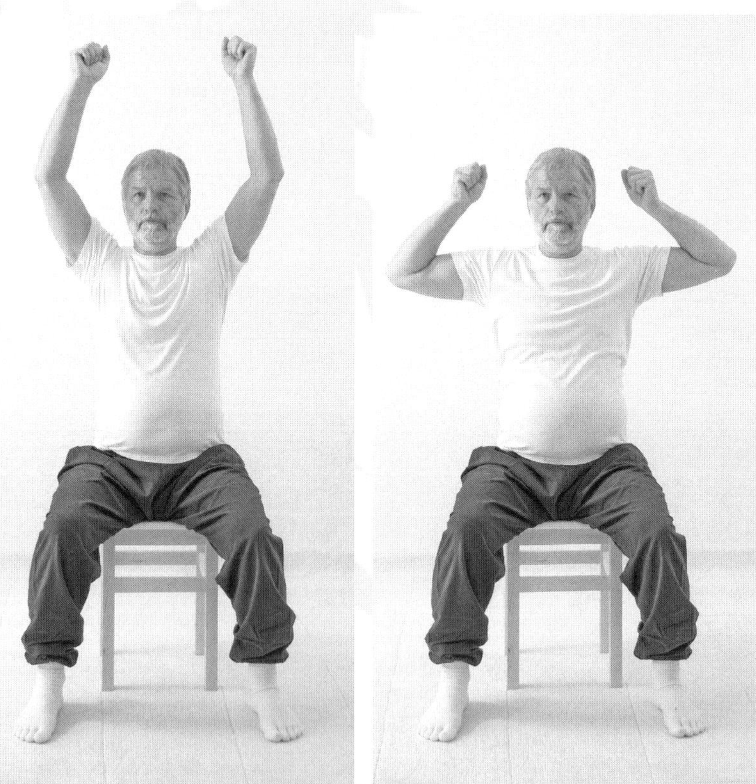

Sich den Spielraum erweitern

29

Ziel: Steigerung der Motivation, Aktivierung des Oberkörpers und der Lungenfunktion

- Verschränken Sie die Finger und dehnen Sie die Handflächen nach vorne. Runden Sie dabei leicht den oberen Rücken und gähnen Sie herzhaft.
- Wiederholen Sie die Übung mindestens 8x.

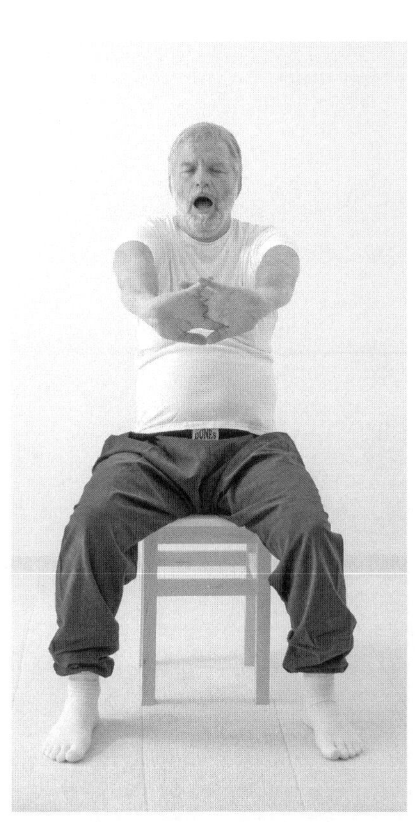

30 Können Sie zuhören?

Ziel: Aufmerksamkeitstraining

Kennen Sie Situationen, bei denen Sie nicht zu Wort kommen, Sie vielleicht nicht mal richtig verstehen, was die anderen sprechen, obwohl Sie dieselbe Sprache sprechen?

- Schieben Sie diese Gedanken beiseite, lassen Sie die Ohren locker und zählen Sie die Wörter des Sprechenden bis 20.
- Haben Sie den Inhalt verstanden?

In der U-Bahn

Rock'n'Roll Twister

31

Ziel: Kieferentspannung, Loslassen von Grübeleien
Für diese Übung benötigen Sie Kaugummis.

- Nehmen Sie einen Kaugummi zwischen die Zahnreihen und kauen Sie sanft und leicht.
- Nutzen Sie nun die Bewegung der Zahnreihen, um den Kaugummi von rechts nach links und zurück zu bewegen.
- Konzentrieren Sie sich darauf, sanft zu kauen, spüren Sie dabei Ihre Zähne und Ihren Kiefer.
- Nun rollen Sie den Kaugummi zu einem Ball und schieben ihn in die Backentasche. Bewegen Sie ihn ohne Hilfe der Zunge zwischen Zähnen und Backentasche nach rechts und zurück, einmal vor der oberen Zahnreihe, einmal vor der unteren Zahnreihe.
- Atmen Sie dabei möglichst entspannt weiter.

Mit Musik

Legen Sie ein langsames Stück Salsa-Musik auf (z. B. Forest Flower von „Haris Kasimikas & Apurimac“).

32 Geschmeidigkeit des Herzens

Ziel: Beweglichkeit der Brustwirbelsäule, Entwickeln von Mitgefühl und Selbstwert, Entspannung der Nackenmuskulatur

- Stellen Sie sich hüftbreit an einen geeigneten Ort. Legen Sie Ihre Finger in die Mitte des Brustbeins. Das Brustbein ist der flache Knochen in der Rumpfmitte, an dem alle Rippen mit einer Knorpelverbindung angewachsen sind.
- Beginnen Sie das Brustbein nach rechts zu schieben. Die Hüfte bleibt dabei ruhig, die Schultern gehen mit. Lassen Sie das Brustbein an den Ausgangsort zurückgleiten.

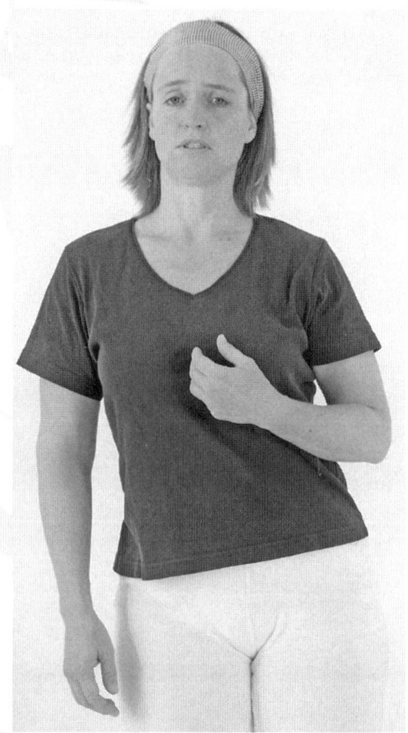

32

- Schieben Sie das Brustbein nach vorne und lassen Sie es zurückgleiten, nach links und zurück, nach hinten und zurück. Wiederholen Sie diese Abfolge ca. 6-8x im Rhythmus der Musik.

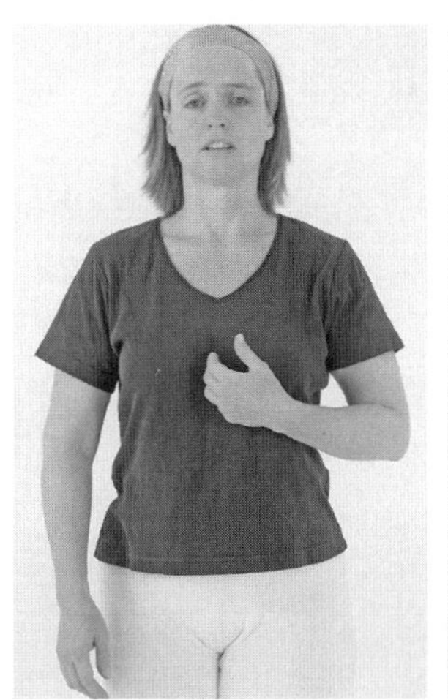
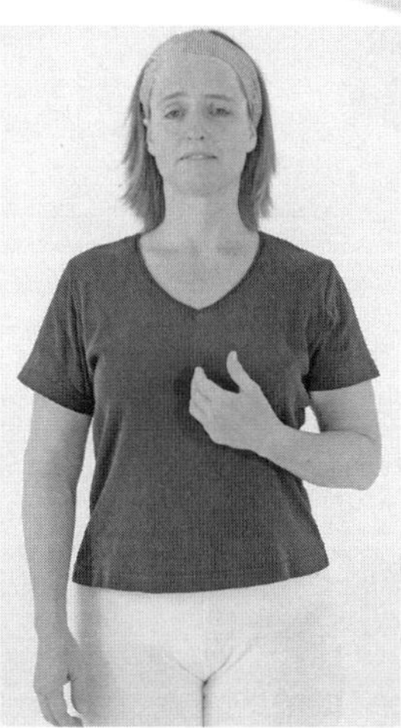
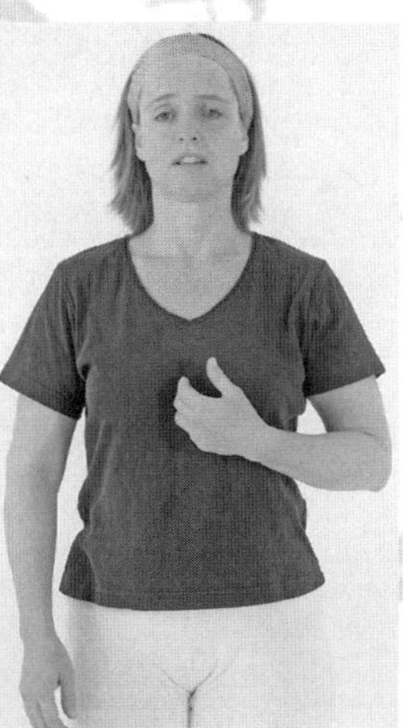

32
- Bewegen Sie das Brustbein nach rechts und malen Sie mit dem Brustbein einen Kreis über vorne, links und hinten, rechts, ca. 10-20x.
- Wiederholen Sie dies in die andere Richtung ca. 10-20x.
- Wechseln Sie nun zwischen Rechts- und Linksdrehungen Ihres Brustbeines.

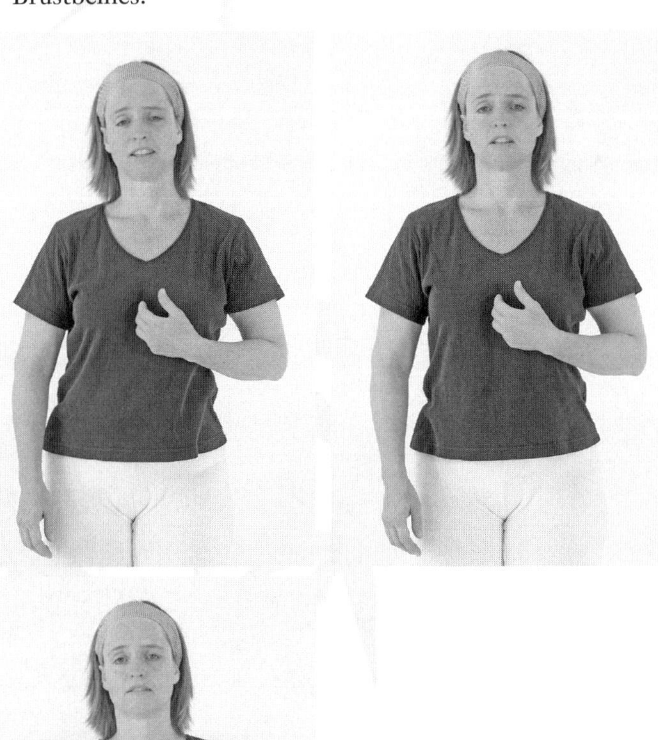

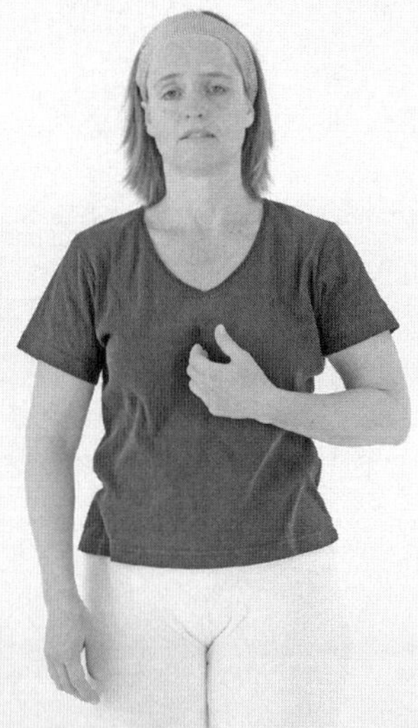

Sattelfest

33

Ziel: Stabilisierung des Beckenbodens, Lockerung des unteren Rückens, mehr Spaß am Sex

- Stellen Sie sich hüftbreit hin und gehen Sie leicht in die Knie.
- Legen Sie zur Unterstützung die Fingerspitzen einer Hand auf den sogenannten Tanden. Denken Sie sich von diesem oberflächlich berührten Punkt aus in Ihre Körpermitte hinein. Der Tanden ist der zentrale Punkt, von dem aus die Bewegung geführt wird.
- Schieben Sie Ihren Bauchraum vom Tanden ausgehend nach rechts. Ihr Becken geht mit. Kommen Sie zurück zu Ihrer Mitte und schieben Sie nun den Tanden nach vorne, zurück zu Ihrer Mitte und nach links, zurück zur Mitte und nach hinten und zurück zur Mitte. Wiederholen Sie die vier Richtungen ca. 10x.
- Von Ihrer Mitte aus bewegen Sie den Tanden nach rechts, kreisen nach vorne, links, hinten, rechts. Kreisen Sie mindestens 10x.
- Wechseln Sie die Richtung. Schieben Sie Ihren Tanden nach links, gleiten Sie zurück zur Mitte, dann nach hinten, zur Mitte, nach rechts, wieder zur Mitte, nach vorne, wieder zur Mitte und beginnen neu nach links. Wiederholen Sie die vier Richtungen ca. 10x.
- Kreisen Sie Ihren Tanden von links, nach hinten, rechts und vorne, mindestens 10x.

Tanden

Zwei Cun (Fingerbreiten) unter dem Nabel befindet sich der Tanden, im chinesischen Dantien genannt. Der Dantien der Chinesen liegt etwas tiefer als der Tanden der Japaner. Der Tanden stellt einen Punkt für die Körpermitte dar, ein Zentrum. Wenn man sich auf dieses Zentrum konzentriert, dann werden die Bewegungen kraftvoll und unbeirrbar.

Übungsteil B: mit Partner

Bitte beachten Sie bei den Übungen Folgendes:

- Wählen Sie gemeinsam einen Zeitraum aus, zu dem Sie Ihren Partner behandeln oder von ihm behandelt werden möchten.
- Bitte behandeln Sie gesunde Menschen. Achten Sie hier speziell darauf, dass keine Wunden, blaue Flecken oder schmerzhafte Krampfadern vorliegen.
- Wenn Sie zweifeln, ob eine Behandlung gut für Ihren Partner ist, dann fragen Sie ihn, lassen Sie ihm bei Bedarf die Möglichkeit, Rücksprache mit seinem Arzt zu halten.
- Bitte nehmen Sie keinen Alkohol, keine Schmerzmittel oder sonstige Rauschmittel vor oder während der Behandlung zu sich.
- Wählen Sie einen ruhigen, geräumigen Platz aus.
- Gönnen Sie sich und Ihrem Partner genügend Zeit, um den Platz für die Behandlung herzurichten.
- Es tut gut, wenn Sie als Behandler beim Arbeiten auf sich achten. Prüfen Sie, ob Sie gut sitzen. Kann sich Ihr Rücken entspannen? Schauen Sie zwischendurch in die Weite, dabei kann sich Ihr Nacken entspannen.
- Bitte achten Sie darauf, dass Sie Ihre Knie nicht überbeanspruchen.
- Genießen Sie die Behandlung.

Bewegliche Füße

Füße sind ein bewegliches und tragendes Fundament unseres Körpers. Wie bei einem Haus stehen die Wände stabil und das Dach liegt gut auf, wenn das Fundament gut gebaut und gepflegt ist. Aus 26 einzelnen Knochen, davon sieben Wurzelknochen, fünf Mittelfußknochen und 14 Zehenknochen besteht unser Fuß.

Um die Knochen liegen Muskeln und Sehnen. Schuhe und Fehlstellungen aller Art können den natürlichen Fußapparat in Formen zwingen, die die Bereiche darüber instabil werden lassen. Mit feinen, harmonischen Kleinstbewegungen können Sie die Füße Ihres Partners unterstützen, gut beweglich und standfest zu sein. Eine Fußbehandlung kann Spannungen aus dem Hüftbereich, dem unteren Rücken und Hals-Nacken-Bereich lösen.

Im folgenden Übungsablauf lernen Sie die Beine und Füße Ihres Partners mit einer wohltuenden Behandlung kennen.

Behandeln Sie zunächst die rechte Seite Ihres Partners mit den folgenden Übungen, anschließend gehen Sie zur Behandlung der linken Seite über. Zum Ausklang behandeln Sie beide Füße gleichzeitig.

Als Vorbereitung für die Fußbehandlung sollten Sie wissen, wie Sie dafür eine gute Position einnehmen können.

Beachten Sie dazu die Abbildung 2 auf S. 106.

34 Seiza

Sich bequem setzen und eine gute, bewegliche Massage zu geben, ist eine Kunst für sich. Seiza ist dafür die bekannteste Sitzhaltung im Shiatsu.

Im traditionellen Japan ist Seiza außerdem beim Essen und in vielen Künsten die häufigste Form des Sitzens.

- Setzen Sie sich auf den Boden auf Ihre Unterschenkel, das Gesäß ruht auf den Fußinnenflächen. Sollte Platz zwischen Pobacken und Fersen sein oder zu viel Spannung in Ihren Knien, dann nehmen Sie ein Kissen und legen es zwischen Po und Fersen.
- Bei Frauen sollte eine geballte Hand zwischen den Knien Platz haben. Männer setzen sich breiter.

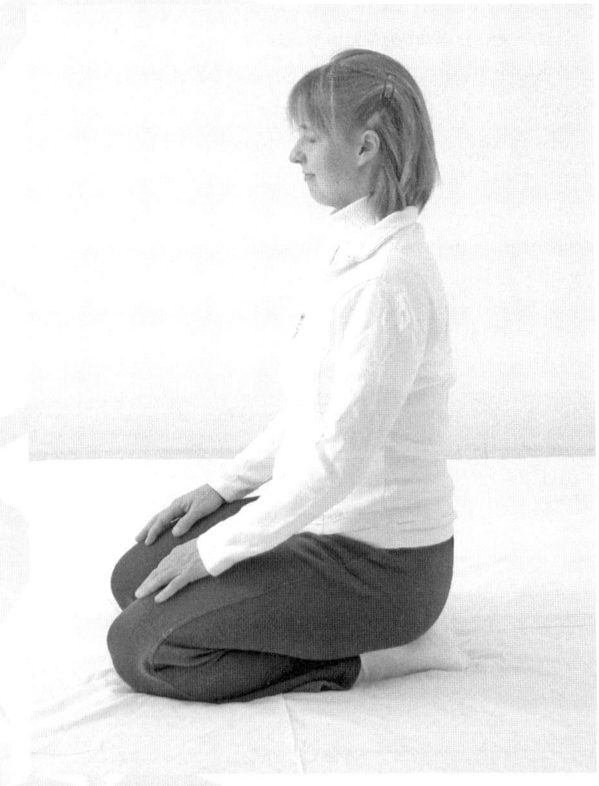

Sich sammeln, ankommen

35

Suchen Sie zunächst einen geeigneten Ort für die Partnerbehandlung. Es sollte so viel Platz sein, dass der Partner gemütlich liegen kann und Sie zu seinen Füßen noch mindestens einen Meter Raum haben. Ein Bett ist nur bedingt geeignet. Nutzen Sie nur dann ein Bett, wenn der Partner krank ist oder sich nicht auf den Boden legen kann.

Optimal ist ein sauberer Boden, auf den Sie genügend Decken oder eine Matte legen können, damit es für Sie und Ihren Partner weicher ist. Achten Sie darauf, dass die Decken als Unterlage für Ihren Partner und für Ihren Sitzplatz ausreichend sind. Ihre Knie werden es Ihnen danken.

- Ihr Partner legt sich auf die Decken. Schauen Sie gemeinsam mit Ihrem Partner, ob er bequem liegt. Halten Sie ein Kissen für den Kopf und eventuell eine dickere Rolle (z. B. eine zusammengewickelte Decke) für die Knie Ihres Partners bereit.
- Liegt Ihr Partner bequem?
- Prüfen Sie nun, ob der Platz zu Füßen Ihres Partners ausreichend ist.
- Setzen Sie sich zur Sammlung in Höhe des Bauchraums Ihres Partners im Seiza-Sitz.
- Legen Sie die Hände auf Ihre Oberschenkel.
- Lassen Sie die Schultern auf die Hüften sinken.
- Atmen Sie ca. 2-3x tief aus dem Unterbauch aus.

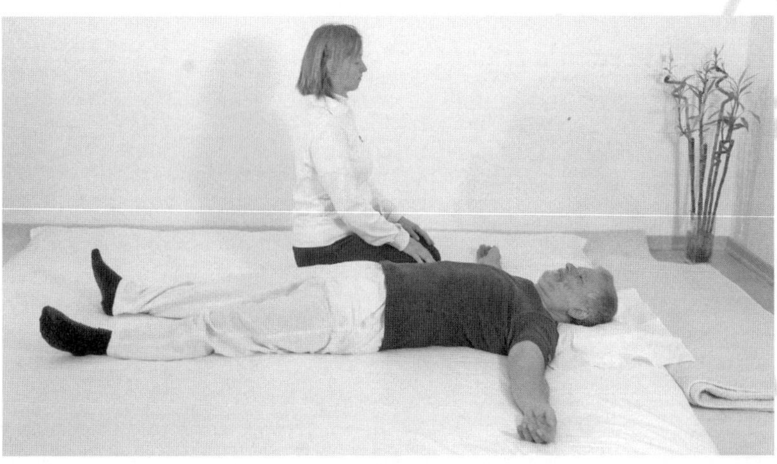

35 Sich sammeln, ankommen - Fortsetzung

- Drehen Sie sich zu Ihrem Partner und umfassen Sie ihn mit einem Blick.
- Setzen Sie sich nun im Seiza-Sitz zu Füßen Ihres Partners und beginnen Sie mit der Behandlung.
- Prüfen Sie immer wieder während der Behandlung, ob Sie gut sitzen. Sollte der Seiza-Sitz für Sie ungewohnt sein und bald schmerzen, dann wechseln Sie in den Schneidersitz oder andere Sitzhaltungen.

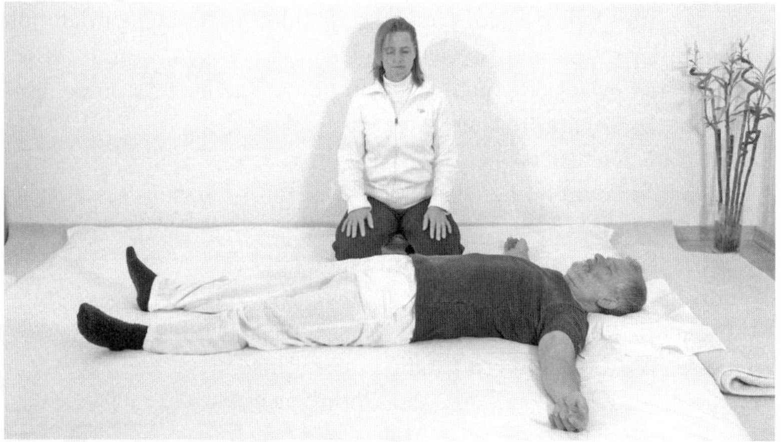

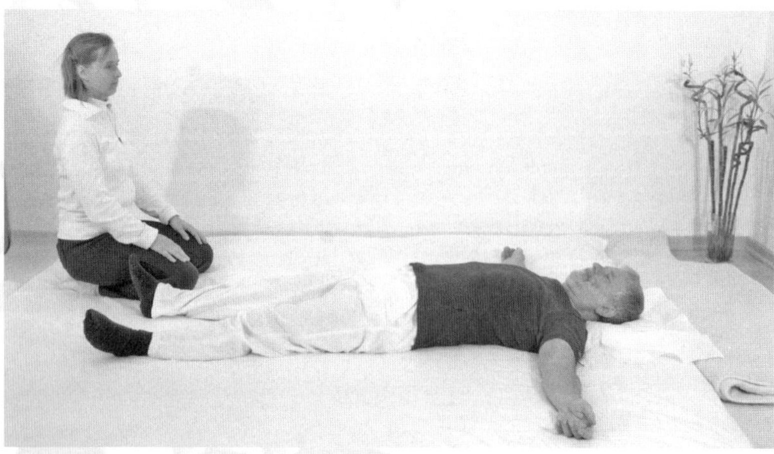

Waden weichen

36

Ziel: Lockerung des Nackens, zur Ruhe kommen

- Sie sitzen zu den Füßen Ihres Partners und umfassen mit der rechten Hand die rechte Ferse, mit der linken Hand die linke Ferse und halten sie mit einem leichten Zug ca. 1-2 Minuten.
- Legen Sie beide Füße ab und beginnen Sie mit der linken Wade. Formen Sie Ihre Hände zu Affenhänden und legen Sie sie mit den aufstehenden Fingern knapp unter das Knie. Das Gewicht des Beines liegt auf den Fingerkuppen. Rutschen Sie nach 1-2 Sekunden weiter zu den Füßen mit den Fingerkuppen. Wiederholen Sie den Positionswechsel so lange, bis Sie an den Fersen angekommen sind.
- Wiederholen Sie die Wanderung nach links versetzt, sodass Sie am Schluss in drei Spuren vom Knie aus über die Wade bis zu den Fersen gewandert sind.
- Umschließen Sie mit Ihren Händen jeweils die Fersen und warten Sie geduldig ca. 30 Sekunden.
- Wiederholen Sie die Übung mit der rechten Wade.

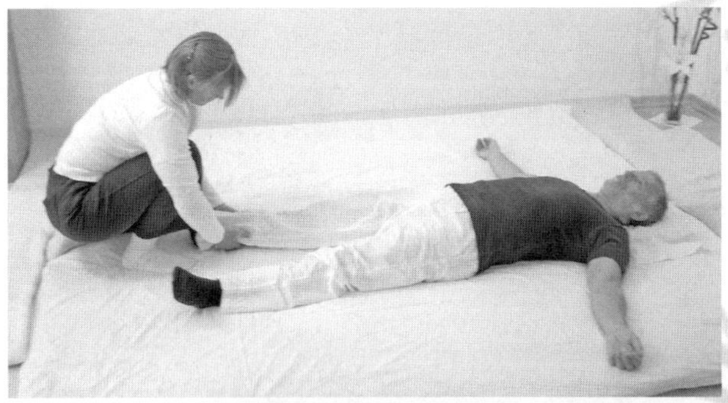

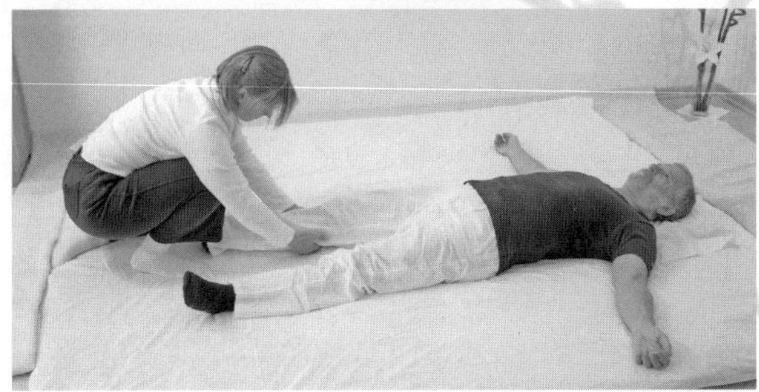

37 Bewegliche Fersen

Ziel: Aktivierung und Revitalisierung der Füße, Lockerung des Nackens

- Setzen Sie sich in Seiza-Haltung zu Füßen Ihres Partners.
- Ankommen: Legen Sie Ihre rechte Hand auf den rechten Fuß Ihres Partners, auf den linken Fuß die linke. Nehmen Sie die Wärme und Oberflächenstruktur des Fußes wahr.
- Lösen Sie die rechte Hand und umfassen Sie mit Zeigefinger und Daumen die rechte Ferse. Halten Sie die Ferse an dieser Stelle ca. drei Sekunden. Greifen Sie dann etwas höher. Bewegen Sie sich so in ca. acht Griffen zur Wade.
- Wandern Sie auf einer benachbarten Bahn nochmals von unten nach oben.

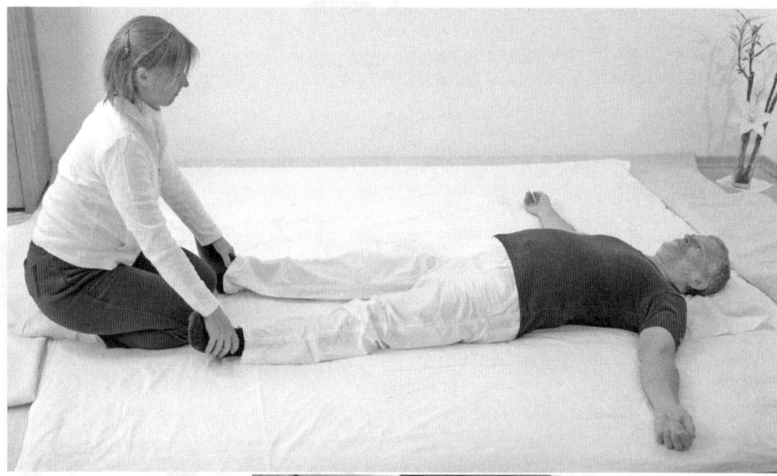

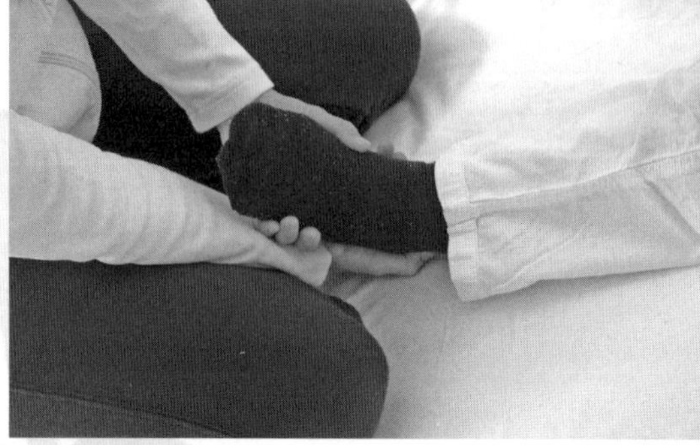

Freie Knöchel

38

Ziel: Lockerung der Sprunggelenke, Revitalisierung der Füße

- Setzen Sie sich rechts neben den Fuß Ihres Partners, nehmen Sie seinen Fuß auf den Schoß, sodass Sie den Innenknöchel gut erreichen.
- Stellen Sie den Daumen auf. Die Finger unterstützen den Daumen.
- Mit den Daumen, abgestützt von den Fingern, gehen Sie um den Knöchel entlang. Wandern Sie so millimeterweise, erkunden Sie mit den Daumen kleine Vertiefungen und ziehen Sie spielerisch weiter. Umrunden Sie den Innenknöchel zweimal und wechseln Sie zum Außenknöchel.

39 Zufriedene Beine

Ziel: Lockerung des unteren Rückens, Beweglichkeit der Hüfte

- Stellen Sie sich zu Füßen Ihres Partners.
- Fassen Sie die Füße an den Fersen und heben Sie sie in die Höhe, rutschen Sie eventuell ein klein wenig näher an den Po Ihres Partners, bis Sie bequem aufrecht stehen und die Füße gut in Hüfthöhe halten können.
- Ohne Kraftaufwand halten Sie die Füße Ihres Partners, die Beine können sich dabei entspannen. Ihre Knie sind locker. Halten Sie die Position ca. zwei Minuten mit einem leichten Zug.
- Legen Sie die Beine wieder in die Ausgangslage zurück und gehen Sie zur nächsten Übung über.

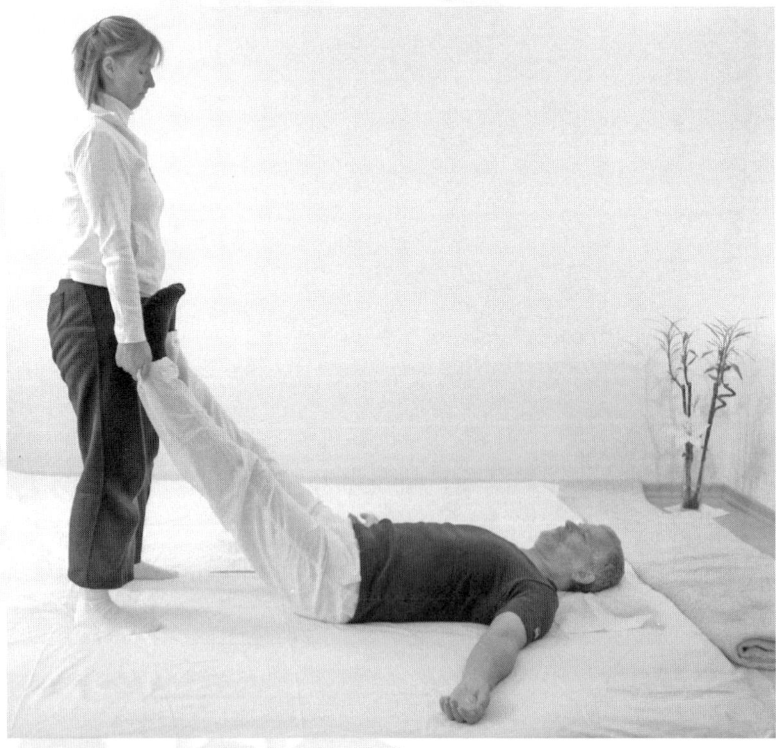

Mit den Fußknöchelchen spielen

40

Ziel: Lösen von Spannungen aus dem Hüft-, Rücken- und Hals-Nacken-Bereich

- Setzen Sie sich rechts neben den Partner, nehmen Sie seinen Fuß auf den Schoß. Versuchen Sie die Knöchelchen wie in der Abbildung am Fuß Ihres Partners wiederzufinden. Seien Sie sanft. Fragen Sie bei Ihrem Partner nach, ob es in Ordnung ist, wenn Sie zunächst die Knöchelchen zuordnen.
- Legen Sie nun die linke Hand von oben auf den Wrist und fassen Sie mit Daumen und Zeigefinger auf eines der ersten Knöchelchen des Wurzelbereichs. Bewegen Sie das Knöchelchen ganz leicht, gehen Sie dann etwas weiter und suchen das zweite Knöchelchen.
- Wandern Sie so mit den kleinen Impulsen von Daumen und Zeigefinger den Mittelfuß hinab.
- Starten Sie wieder beim Fußgelenk und bewegen Sie nun die Knöchelchen auf einer neuen Bahn.
- Gehen Sie auf die Schwimmhäute der Zehen und ziehen Sie sie aus.
- Nehmen Sie den großen Zeh und lassen Sie ihn ca. 10x rechts und 10x links sanft kreisen. Wiederholen Sie das mit jedem Zeh.
- Streichen Sie den ganzen Fuß nochmals aus.
- Wechseln Sie Ihren Platz zu dem anderen Fuß, bewegen Sie zwischendurch die Beine und spielen Sie nun mit dem linken Fuß.

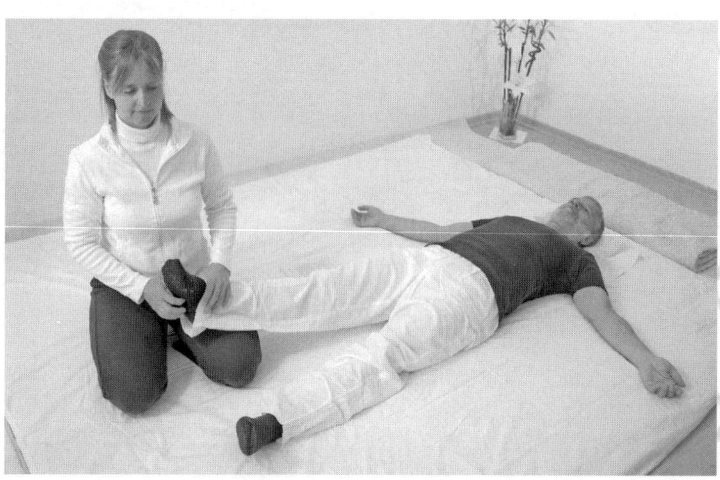

Das Gewölbe stützen

Die Knochen des Fußes bilden zwei Gewölbe: ein Quer- und ein Längsgewölbe. Sie dienen der Druckverteilung des Körpergewichts und Dämpfung des Aufpralls auf den Boden. Das Längsgewölbe verteilt im Stehen das Gewicht auf den ganzen Fuß, im Gehen auf die Großzeh.
Ziel: unterstützt die Lebendigkeit und Beweglichkeit des Fußes, beugt Hallux vor

- Begeben Sie sich in Seiza vor den rechten Fuß Ihres Partners.
- Formen Sie beide Hände zu Affenhänden.
- Greifen Sie von unten an den rechten Fuß Ihres Partners, dehnen Sie so sanft es Ihnen möglich ist, den Fuß von der Unterseite auseinander, so wie man Brot bricht. Beginnen Sie möglichst nah an der Ferse und wandern Sie dann zum Ende des Fußgewölbes kurz vor die Zehen.
- Beginnen Sie noch einmal von oben und achten Sie nun darauf, mit den Daumen den Wrist auszustreichen, während die Finger das Gewölbe halten. Wechseln Sie den Fuß.

Gehen Sie nun zur linken Seite Ihres Partners und beginnen Sie wieder mit *Waden weichen*.

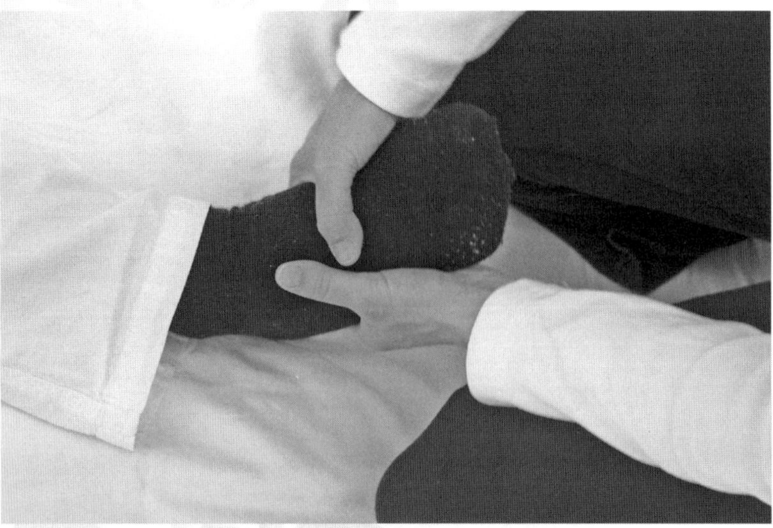

Abschluss (beide Füße)

42

Ziel: Ausklang der Übungsabfolge

- Stellen Sie sich hüftbreit zu den Füßen Ihres Partners auf.
- Nehmen Sie beide Füße Ihres Partners von den Fersen her in die Hand, halten Sie sie in Hüfthöhe, eventuell müssen Sie ein wenig näher halten. Halten Sie die Füße etwa zwei Minuten; ziehen Sie mit leichter Spannung.
- Legen Sie die Füße ab und gehen Sie in Seiza-Position direkt mit den Knien vor die Fußgewölbe.
- Formen Sie die Hände zu leichten Höhlen und legen Sie jeweils eine Hand auf die Zehen Ihres Partners. Atmen Sie aus dem Unterbauch aus, bleiben Sie gelassen und lassen Sie Ihre Gedanken ziehen, ohne Ihnen zu folgen. Bleiben Sie ca. 1-2 Minuten in dieser Position.
- Setzen Sie sich in Seiza-Position neben Ihren Partner und bedanken Sie sich.

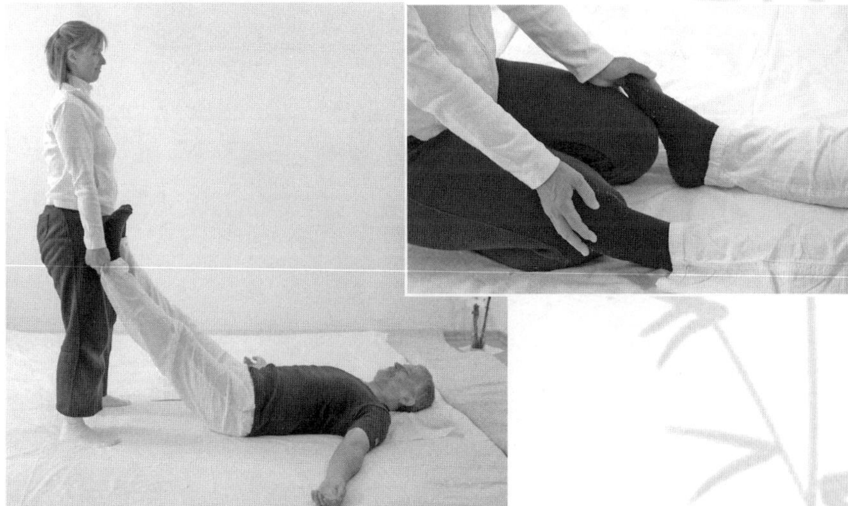

Nackenkraulen

Eine Nackenmassage löst überflüssige Spannungen im Kopf- und Schulterbereich, klärt die Sicht.

43 Vitales Stehen – für beide

Ziel: Bewusstsein, Vitalität, Lebensfreude, Konzentration
Diese Übung dient als gemeinsame Vorbereitung für Behandler und Partner.

- Behandler und Partner stellen sich hüftbreit hin.
- Lassen Sie die Arme seitlich hängen.
- Atmen Sie bewusst aus, lassen Sie den Einatem von selbst kommen.

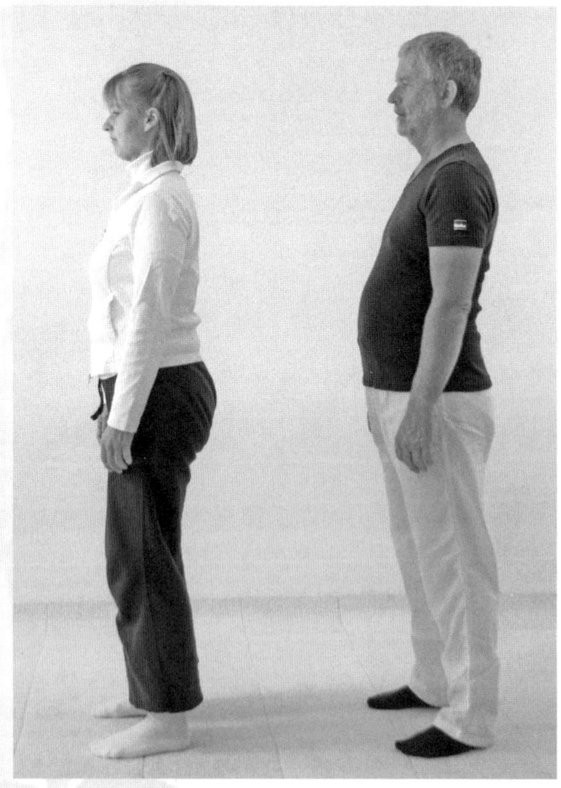

Die Schultern lösen

44

Ziel: Aktivierung des Oberkörpers, Beweglichkeit

- Stellen Sie sich hinter Ihren Partner.
- Nehmen Sie zunächst sich selbst und dann Ihren Partner bewusst wahr.
- Legen Sie die Hände auf die Schultern des Partners und verweilen Sie eine kleine Weile.
- Beginnen Sie nun mit beiden Händen die Schulterknochen wahrzunehmen. Wenden Sie sich einer Schulter zu, wandern Sie hinab zum Schulterblatt. Lassen Sie dabei eine Hand auf der Schulter liegen, die andere erfühlt das Schulterblatt.
- Wechseln Sie die Seite.

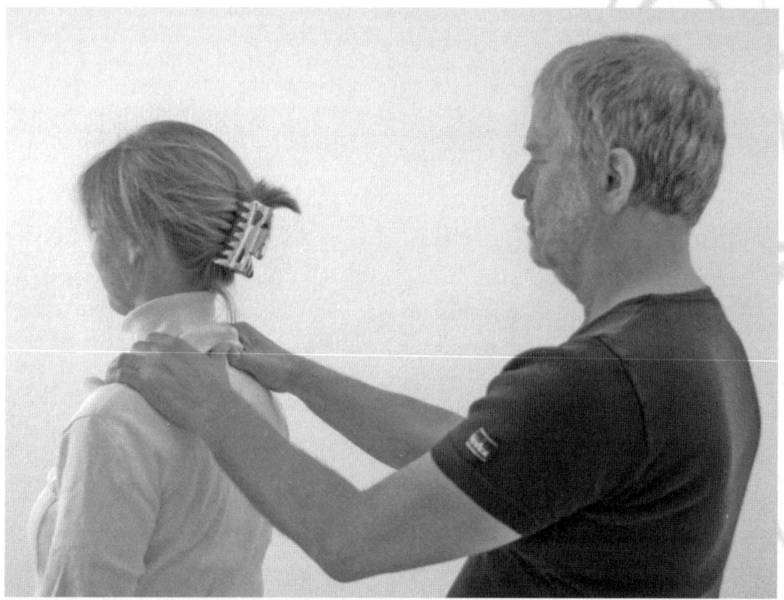

45 Katzenkraulen

Ziel: Entspannung des Nackens

- Stellen Sie sich seitlich zum Partner.
- Legen Sie eine Hand auf die Stirn des Partners.
- Legen Sie die andere Hand auf den Nacken und beginnen Sie, ihn sanft, wie eine Katzenmutter ihr Junges trägt, zu quetschen.
- Wandern Sie auf und ab, ca. 1-2 Minuten.

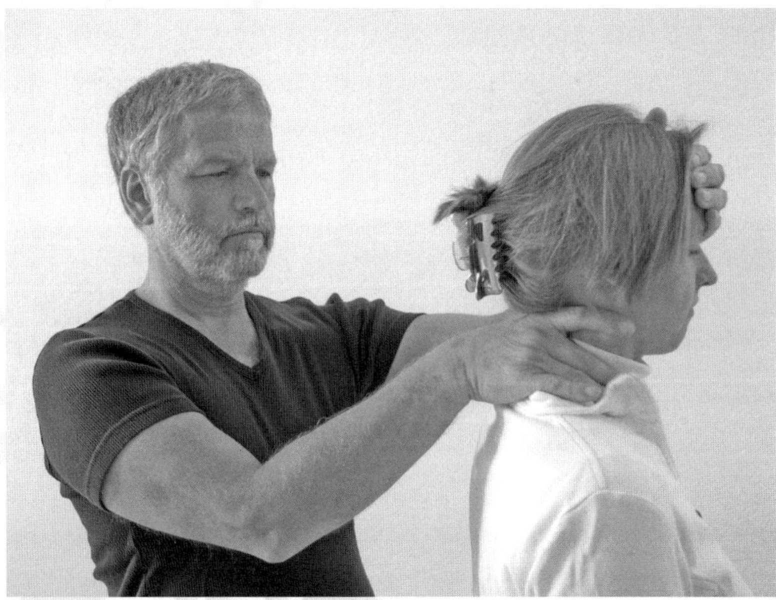

Lockere Arme

46

Ziel: Verringerung von übermäßiger Spannung, Aktivierung der Selbstheilungskräfte

- Stellen Sie sich vor den Partner.
- Legen Sie eine Hand auf die rechte Schulter des Partners.
- Mit der linken Hand greifen Sie den Oberarm von außen. Gehen Sie nun immer wieder zupackend von der Schulter bis hinunter zu den Fingerspitzen. Greifen Sie gut zu, fragen Sie Ihren Partner, ob er es lockerer oder fester haben möchte. Passen Sie dann Ihren Griff an den Wunsch Ihres Partners an. Achten Sie darauf, dass Sie nicht fester zupacken als Sie selbst es wollen.
- Wechseln Sie zur anderen Seite.

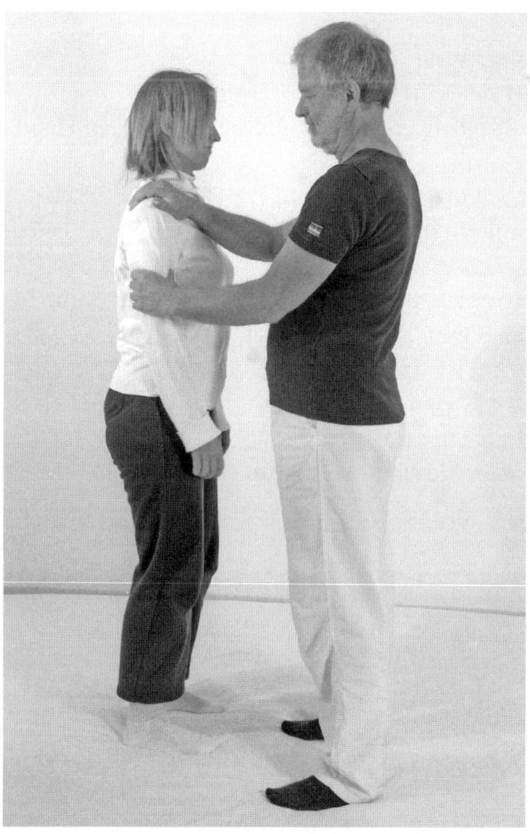

47 Nacken-Schulter-Arm abstreifen

Ziel: Bewusstwerdung der Arme, Entspannung

- Beginnen Sie am Nacken des Partners auf einer Seite. Legen Sie eine Hand auf die andere Schulter.
- Mit der anderen Hand streifen Sie nun in der Luft im Abstand von 2-3 Zentimeter Nacken, Schulter und Arm aus. Wiederholen Sie dies langsam und gemütlich 2-3x.
- Wechseln Sie zur zweiten Seite.

48 Beinabstreifen

Ziel: Standfestigkeit, Integration

- Stellen Sie sich hinter den Partner.
- Reiben Sie Ihre Handflächen aneinander, kreisen Sie mit den Handgelenken.
- Beginnen Sie an den Schultern, mit flachen Händen den Rücken des Partners von den Schultern bis zu den Fersen abzustreifen. Wiederholen Sie das 3x.
- Gehen Sie nun zum rechten Bein und streifen es von der Taille bis zu den Zehen an der äußeren Seitennaht dreimal aus.
- Wechseln Sie auf die linke Seite, streifen Sie das Bein aus.
- Setzen Sie sich auf den Boden, legen Sie Ihre Hände an die Fersen und drücken Sie diese leicht zu Boden.
- Stehen Sie auf, sammeln Sie sich und bedanken Sie sich bei Ihrem Partner.

48

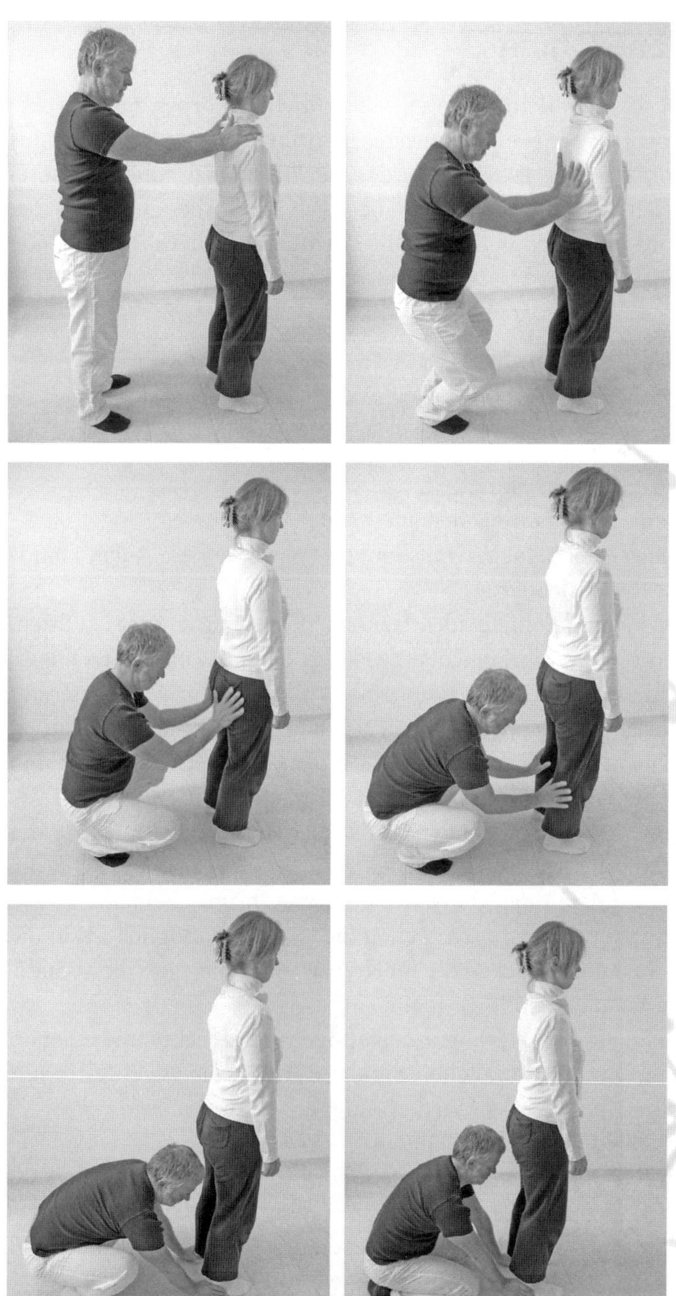

Zufriedene Ohren

Die Ohren spiegeln den gesamten menschlichen Körper zur Zeit seiner Geburt wider. Sie sind Sitz unserer ursprünglichen Energie, die uns von den Vorfahren mitgegeben wurde. Zur Harmonisierung und Revitalisierung bei Ungleichgewichten, aber auch zur Vorbeugung, z. B. bei Neigung zu Ohrenpfropfen und Ohrenschmerzen, dient die folgende Übung.

49 Ohrenpflege

Der Partner sitzt am Boden. Sie sitzen in Seiza hinter Ihrem Partner. Oder wählen Sie folgende Position: Der Partner sitzt auf dem Stuhl und Sie stehen hinter der Lehne.

- Reiben Sie Ihre Handflächen aneinander, bis sie warm sind.
- Ballen Sie Ihre Hände zu Fäusten und lassen Sie sie aus den Handgelenken heraus rotieren.
- Arbeiten Sie immer mit beiden Händen gleichzeitig an beiden Ohren.
- Nehmen Sie die Ohrläppchen zwischen Daumen und Zeigefinger, ziehen Sie sie sanft und wandern Sie Millimeter für Millimeter auf dem Ohrläppchen weiter. Ziehen Sie dabei immer wieder leicht.
- Gehen Sie millimeterweise den Wulst des Ohrläppchens herauf und streifen Sie den Wulst nach außen auseinander.
- Nehmen Sie den Zeigefinger und streichen Sie von der Mitte des Ohrwulstes die Rinnen nach innen aus.
- Streichen Sie die Innenseiten der unteren Ohrmuschelhälften aus.
- Mit gespitzten Zeigefingern gehen Sie, soweit es möglich ist, in die Gehörgänge und drücken Sie im Kreis wandernd gegen die Wände. Dehnen Sie die Wände sanft auf.
- Stecken Sie nun jeweils einen Zeigefinger in das rechte und einen in das linke Ohr hinein. Ziehen Sie die Zeigefinger gleichzeitig mit einem Ruck heraus. 3-4 Wiederholungen.
- Reiben Sie die Hände aneinander.
- Decken Sie die Ohren mit muschelförmig geformten Händen zu. Lassen Sie sich dazu ca. zwei Minuten Zeit.
- Legen Sie eine Hand unter den Nacken des Partners und eine Hand auf die Stirn des Partners für ca. 1-2 Minuten.
- Bedanken Sie sich beim Partner für die Übung.

Übrigens: Zur Pflege Ihrer Gehörgänge reicht der Zeigefinger vollkommen aus. Alles, was Sie mit dem Zeigefinger nicht mehr erreichen können, kann durch die Ohrenübung sanft bewegt werden.

49

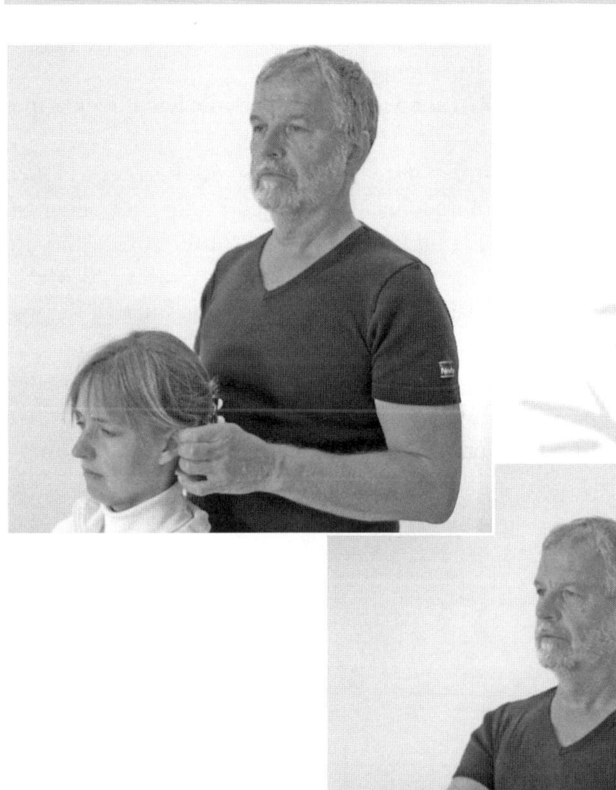

50 Den Partner spazieren tragen

Eine kurze Übung für Zwischendurch oder nach der Arbeit. Nur für kräftige Leute.

- Ihr Partner steht hüftbreit an einem Ort, von dem aus genügend Platz für einen kleinen Rundgang ist.
- Sie stehen hinter dem Partner. Lassen Sie die Knie leicht locker und den Po absacken.
- Greifen Sie mit den Händen unter die Achseln des Partners. Heben Sie die Achseln des Partners so weit an, dass es für Sie gut tragbar ist.
- Bitten Sie den Partner, langsam loszugehen, unterstützen Sie ihn dabei weiterhin unter den Schultern. Wandern Sie ca. 20 Meter durch den Raum. Falls es Ihnen zu schwer ist, unterstützten Sie weniger, machen eine Pause oder beenden die Übung.
- Zum Abschluss der Übung bleiben Sie beide stehen. Lassen Sie den Partner los und spüren Sie nach.
- Fragen Sie Ihren Partner, wie sich nun der Schultergürtel anfühlt.

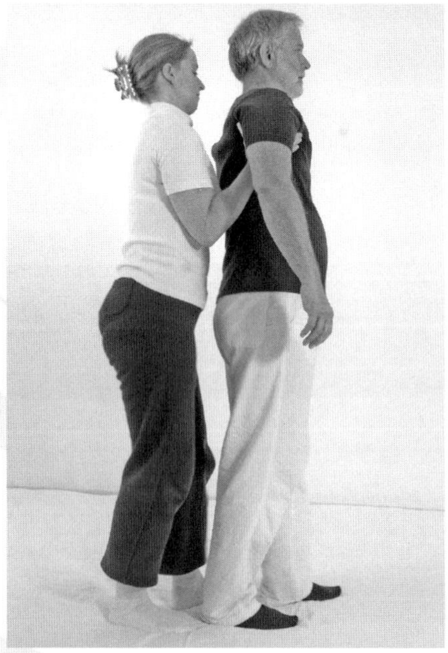

Die professionelle Shiatsu-Behandlung

Wie finde ich einen professionellen Shiatsu-Praktiker?

Shiatsu ist derzeit kein geschützter Begriff. Verschiedene Massage- und Wellnessgeräte werden unter der Bezeichnung Shiatsu angeboten – eine professionelle Behandlung durch einen ausgebildeten Shiatsu-Praktiker, der auf individuelle Bedürfnisse des Behandelten eingeht, ersetzen solche Geräte jedoch nicht.

Eine professionelle Shiatsu-Ausbildung dauert üblicherweise mindestens drei Jahre und beinhaltet über 500 Stunden grundlegenden Unterricht. Die Ausbildungs- und Qualitätsrichtlinien werden von der Gesellschaft für Shiatsu in Deutschland (GSD) gesetzt. Abgeschlossen wird die Ausbildung zum Shiatsu-Praktiker an einer von der GSD anerkannten Schule mit einer Diplomurkunde.

Neben der Behandlung in einer Shiatsu-Praxis oder bei einem Heilpraktiker können Sie Shiatsu-Behandlungen beispielsweise im Wellnessbereich eines Schwimmbades oder Hotels buchen. Professionelle Shiatsu-Praktiker finden Sie zum Beispiel über die Datenbank der GSD (http://www.shiatsu-gsd.de/).

Wie läuft eine professionelle Shiatsu-Behandlung ab?

Nach einem kurzen einleitenden Gespräch legen Sie sich in bequemer Kleidung auf eine weiche Matte am Boden oder auf eine Liege. Die Behandlung beginnt in der Regel mit einer sanften Berührung am Bauch oder am Rücken, wo die Entsprechungszonen der Meridiane liegen. Mit der Information aus dieser Berührung und dem, was der Behandler von Ihnen gehört und wahrgenommen hat, wird der Ablauf der Behandlung gestaltet und im weiteren Verlauf auf Sie persönlich abgestimmt. Es wird mit Ihnen in verschiedenen Positionen gearbeitet – in Rückenlage, auf der Seite, in Bauchlage, eventuell auch in der Sitzposition. Dabei wird entsprechend Ihrer Situation und den Reaktionen, die der Shiatsu-Praktiker wahrnehmen kann, langsamer oder dynamischer vorangegangen. Die achtsame Art der Berührung mit ihrer Tiefe, ihrer Kontinuität und ihrem Fluss unterstützen Sie darin, sich zu entspannen – sich fallen zu lassen, und sich wahrzunehmen. Sie finden Zugang zu den unterschiedlichen Aspekten Ihres Lebens und zu Ihrem persönlichen Potential. Nach etwa 50 Minuten endet die Behandlung; Sie ruhen noch ein wenig und nehmen sich Zeit, wahrzunehmen, wie es Ihnen jetzt geht.

Anhang

Abbildungen

1. Oberkörper

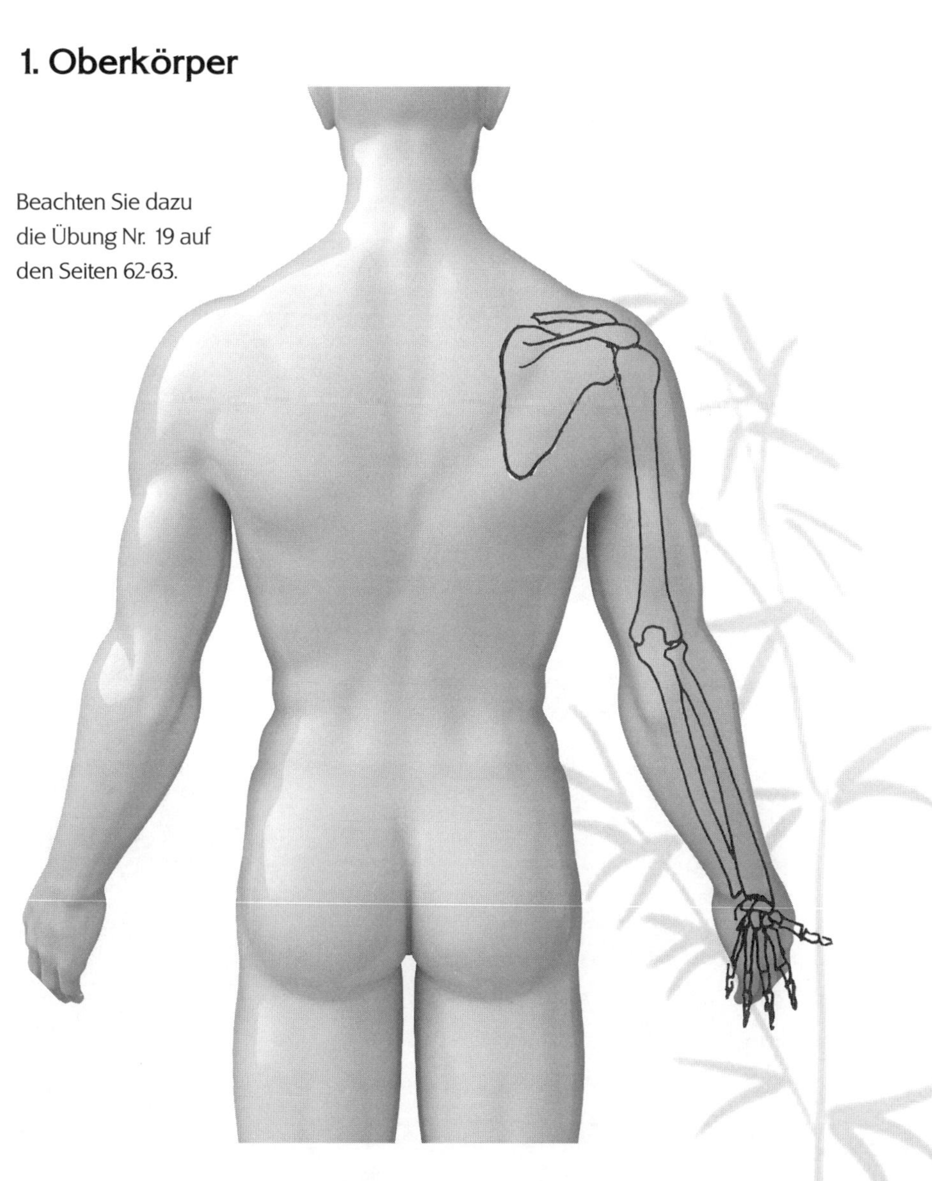

Beachten Sie dazu die Übung Nr. 19 auf den Seiten 62-63.

2. Die Knochen der Füße

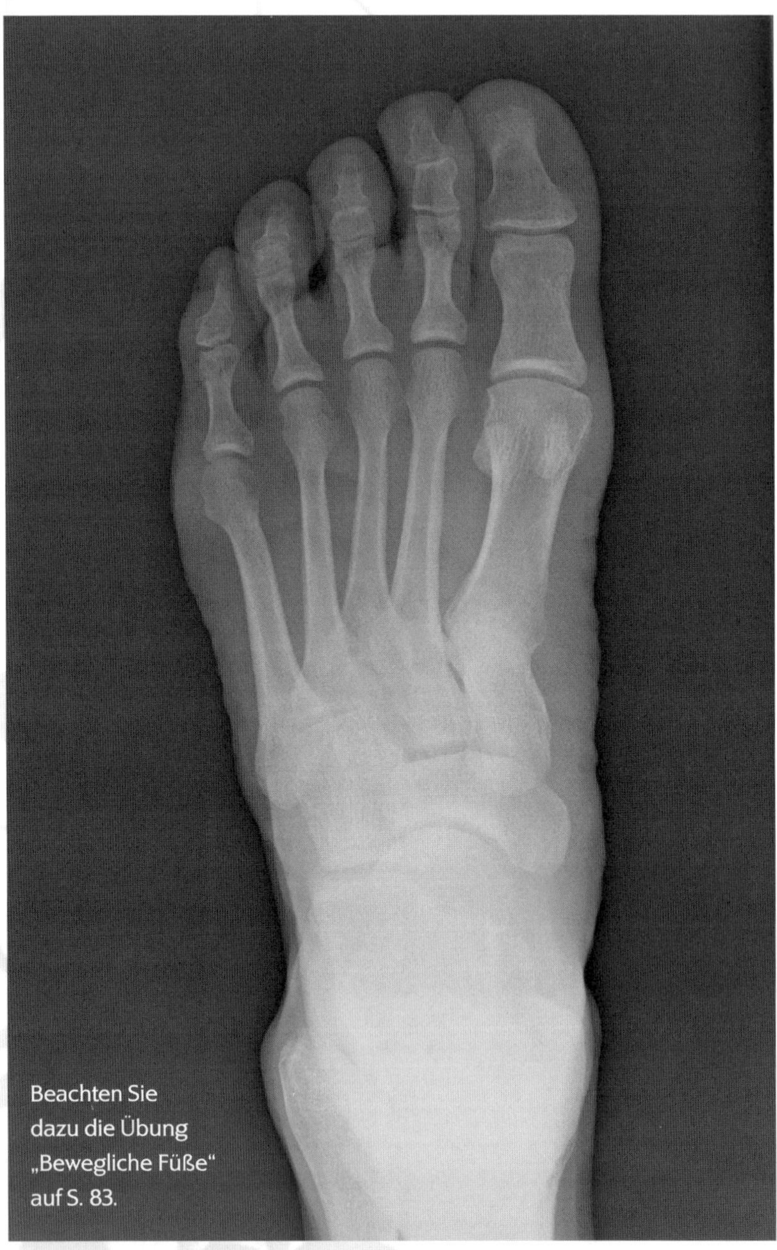

Beachten Sie dazu die Übung „Bewegliche Füße“ auf S. 83.

Literaturtipps

Simon Fall: *As snowflakes fall. Shiatsu as spiritual practice.* Hazelwood Press, 1996.

Shizuto Masunaga: *Meridian Dehnübungen.* Felicitas Hübner Verlag, 1999.

Karlfried Graf Dürckheim: *Hara, die Erdmitte des Menschen.* Otto Wilhelm Barth-Verlag, 2003.

Jean Rofidal: *Do-In. Harmonie und Gesundheit durch die universelle Energie*, J. Kampenhausen Verlag, 1986. (Nur noch antiquarisch erhältlich.)

Michio Kushi: *Do-In-Buch.* Verlag Bruno Martin, 1990.

Kogetsu Tani, Eido Tai Shimano: *Zen Wort Zen Schrift.* Theseus Verlag, 1999.

William S. Leigh: *Zen Körper Therapie.* Junfermann Verlag, 1996.

Adressen (eine Auswahl)

Shiatsu-Behandlungen bei einem Shiatsu-Praktiker
Listen über einen Teil der Shiatsu-Praktiker in Deutschland gibt es unter
www.shiatsu-gsd.de
www.iokai-shiatsu.de

Zen-Shiatsu-Behandlungen in München bei der Autorin über
www.zen-shiatsu-online.de

Online-Shops für Matten, Kissen, Kleidung und mehr
- Klang & Stille
  www.klang-stille.de
- Bausinger Versand
  www.bausinger.de

Ausbildungsschulen für Shiatsu
- Berliner Schule für Zen Shiatsu
  www.zen-shiatsu-schule.de
- Europäisches Shiatsu Institut
  in: Berlin, Münster, München, Heidelberg, Wien, Mailand, Rom, Turin, Basel
  www.shiatsu.de
- Shiatsu-Schule-München
  www.shiatsu-oberton.de

Schule für Initiatische Therapie
www.duerckheim-ruette.de

Zen
- Zen Dojo „Dô-Now“ in Regensburg
  www.doku-zen.de
- Zen Dojo in Berlin
  www.zen-berlin.org
  www.zen-vereinigung-berlin.de
- Zen Dojo in München
  www.zen-shiatsu-online.de

Hitsuzendo (Pinsel-Zen-Weg)
Unterricht in Hitsuzendo bei Dokko-An Kokugyo Kuwahara
in München und Regensburg
www.doku-zen.de

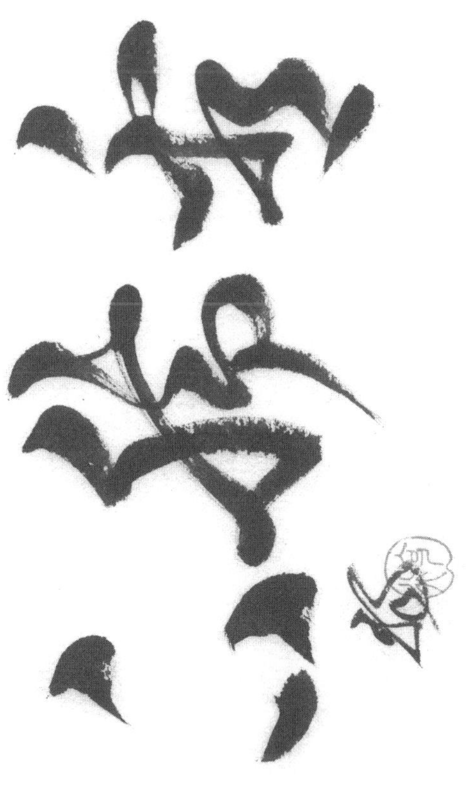

„Kyakka o miyo"
Leihgabe von Heike Ulrich